Maria Brunner

Aus tiefster Dunkelheit ins göttliche Licht

Erfahrungsbericht einer schöpferischen Angst- und Traumabewältigung

Für uns

Dieses Buch dient ausschließlich der Information über Methoden der Gesundheitsvorsorge und Selbsthilfe.

Wer die in diesem Buch beschriebenen Methoden anwendet, tut dies in eigener Verantwortung.

Die Autorin beabsichtigt keinesfalls, Diagnosen zu stellen oder Therapieempfehlungen zu geben. Die hier beschriebenen Verfahren sind nicht als Ersatz für professionelle medizinische Behandlung bei gesundheitlichen Beschwerden zu verstehen.

Maria Brunner

Aus tiefster Dunkelheit ins göttliche Licht

Erfahrungsbericht einer schöpferischen Angst-
und Traumabewältigung

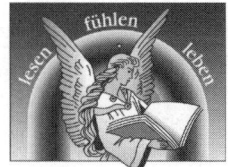

Die Deutsche Bibliothek verzeichnet diese Publikation in der Deutschen Nationalbibliographie; detaillierte bibliografische Daten sind im Internet abrufbar über: www.dnb.de.

Maria Brunner
Aus tiefster Dunkelheit ins göttliche Licht
Erfahrungsbericht einer schöpferischen Angst- und Traumabewältigung
1. Auflage 2012
© Grasmück Verlag
63674 Altenstadt

Umschlaggestaltung: XPresentation, Christine Lanzendörfer
Lektorat: Ursula Gast
Satz und Redaktion: Constanze Grasmück
Druck: Finidr, s.r.o., Czech Republic

Bitte besuchen Sie uns im Internet unter: www.grasmueck-verlag.de

ISBN 978-3-931723-44-6

Ich wandte mich an mein Innerstes um Hilfe. Und ich bekam Antwort. Mir wurde zu jeder Zeit geholfen, im Innen wie im Außen. Und ich möchte diese Erfahrungen und Erkenntnisse, die mir in dieser schweren Zeit so geholfen haben, mit dir teilen. Dieses Buch soll dir ein Hilfsmittel sein, eine Alternative, um die Chance, die dir geschenkt wurde, zu nutzen.

Maria Brunner

Inhaltsverzeichnis

Vorwort

Ein Trauma entsteht unter anderem durch die Konfrontation mit dem drohenden Tod, entweder mit dem eigenen oder dem eines anderen. In jedem Augenblick ist die Menschheit weltweit mit dieser Tatsache konfrontiert. Der Tod ist anwesend, während wir vom Fernsehsessel aus die Schreckensmeldungen der Welt erfahren: Überschwemmungen, Hurrikane, Erdbeben, Strahlenbelastung nach Atomkatastrophen, Terroranschläge, Kriege, Folter, Missbrauch, Seuchen oder Wirtschaftskrisen bedrohen unentwegt einen Teil der großen Familie Mensch und stoßen die Betroffenen in den zutiefst qualvollen Zustand eines Traumas.

Aber es kann jeden treffen, so wie es auch mich getroffen hat. Von einem Tag auf den anderen. Hirnaneurysma. Das Damoklesschwert über meinem Kopf sauste auf mich nieder. Eine Notoperation und über fünf Wochen Aufenthalt auf der Intensivstation retteten mir letztendlich das Leben. Doch wie geht es in solch einem Fall weiter? Man wird von heute auf morgen mit einer völlig neuen Situation konfrontiert. Nichts ist mehr wie vorher. Sobald der Körper wieder einigermaßen gesund und stabil ist, beginnt der Kopf, das Geschehene zu begreifen, und das endet oft, wie auch in meinem Fall, in einem schweren Trauma, und zwar nicht nur für einen selbst, sondern meist auch für nahe Angehörige und Freunde.

Angst- und Panikattacken, Antriebslosigkeit, Schlafstörungen und Depression gehörten für mich plötzlich zur Tagesordnung. Lange Wochen und Monate wusste ich nicht, was mit mir geschah. Früher hatte ich mit unguten Gefühlen, Schmerzen und Ängsten einfach innerlich meinen Frieden geschlossen, sie beobachtet, sie akzeptiert und angenommen. Doch jetzt funktionierte das nicht mehr. Je länger ich untätig diese Angst, dieses Grauen in mir beobachtete, umso unerträglicher wurde es. Es ging sogar so weit, dass ich Angst hatte, vollkommen verrückt zu werden, und dieses Leben als unnötige Qual zu sehen begann. Ich wollte diese grausige Welt nur noch verlassen. Spätestens jetzt wusste ich: Ich musste etwas unternehmen!

Doch dann kam der Wendepunkt: Ich wusste, meine Zeit hier war noch nicht vorbei.

Zwar wurde mir mit der Zeit bewusst, dass ich an einem typischen Trauma litt, doch was das eigentlich konkret bedeutete, wusste ich erst Monate später. Ich durchforstete das halbe Internet zum Thema, und ich erkannte, dass das, was mit mir passierte, »normal« war.

Da ich mich schon lange Jahre auf dem Weg der Einkehr befand, sah ich dieses Trauma, diese akuten Angstgefühle, mit der Zeit als eine Chance für innere Reinigung und Heilung. Alles hat einen tieferen Sinn und Zweck. Welche Alternative hatte ich? Psychopharmaka? Tranquilizer? Nein, ich wollte mich nicht betäuben, dumpf dahinsiechen, weder ganz tot noch ganz lebendig. Ich wollte meine Chance nutzen! Mir wurde mit der Zeit bewusst, dass ein Trauma keineswegs etwas Seltenes ist. Sieht man sich die Welt, in der wir leben, an, erkennt man, dass sie sich in einem großen, uralten, dunklen Traum(a) befindet. Doch es ist an der Zeit, den Sprung darüber hinaus zu wagen.

Ich wandte mich an mein Innerstes um Hilfe. Und ich bekam Antwort. Mir wurde zu jeder Zeit geholfen, im Innen wie im Außen. Und ich möchte diese Erfahrungen und Erkenntnisse, die mir in dieser schweren Zeit so geholfen haben, mit dir teilen. Dieses Buch soll dir ein Hilfsmittel sein, eine Alternative, um die Chance, die dir geschenkt wurde, zu nutzen.

Teil I

»Es ist Unglück«, sagt die Berechnung.
»Es ist nichts als Schmerz«, sagt die Angst.
»Es ist aussichtslos«, sagt die Einsicht.
»Es ist, was es ist«, sagt die Liebe.

Erich Fried

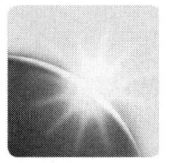

Trauma – was ist das?

Trauma ist für viele ein abstrakter Begriff, mit dem oftmals höchstens Spinnereien und Angsteinbildungen assoziiert werden. Doch so einfach ist es nicht. Viele Wochen nach meiner OP war mir nicht klar, was eigentlich mit mir los war. Mich plagten Horrorbilder, Hilflosigkeit, grauenvolle Angstattacken und viele weitere schlimme Dinge mehr. Ich hielt es für die nach einer schweren Operation »normalen alltäglichen Ängste«, ein »Trauma«, und dachte es würde schon irgendwann wieder vorbeigehen. Doch es wurde nur schlimmer, und mit der Zeit bekam ich wirklich Angst, ich würde verrückt.

Irgendwann stöberte ich im Internet gezielt nach dem Begriff Trauma. Welch segensreiche Idee: Man muss sich im Klaren sein, was ein Trauma ist und was da mit einem passiert. Vor allem war es wichtig für mich zu wissen, dass nicht ich selbst verrückt war, sondern das, was ich erlebt hatte. Und dass meine Reaktionen darauf völlig normale Reaktionen auf ein verrücktes Ereignis waren.

Ein Trauma ist eine Art »Schreckneurose« und hat oft schwerwiegende Folgen für die betroffene Person, die von Leid- und Angstgefühlen, bis hin zu schwerwiegenden psychischen Störungen heimgesucht wird. Man muss zwischen einem akuten Trauma unterscheiden, welches unmittelbar auf das belastende Ereignis folgt und nur kurzfristig andauert, und der so genannten »posttraumatischen Belastungsstörung«, mit der auch ich zu kämpfen hatte. Diese Art von Trauma tritt erst nach größerem zeitlichen Abstand auf und kann oftmals sogar chronische Formen annehmen.

Ereignisse, die ein Trauma auslösen können, sind z. B.

◊ Konfrontation mit dem eigenen oder Tod anderer, z. B.
   Unfälle, Verlust naher Angehöriger, schwere Krankheit,
◊ Vergewaltigung,
◊ Sexueller Missbrauch oder Gewalterfahrung in der Kindheit,
◊ Terroranschläge,
◊ Naturkatastrophen,
◊ Trennung/Scheidung,
◊ Stalking/Mobbing.

Es ist medizinisch anerkannt, dass ein Trauma weder aufgrund einer erhöhten psychischen Labilität entsteht, noch dass es Ausdruck einer psychischen Erkrankung ist. Es stellt lediglich einen Versuch des Organismus dar, eine traumatische, mitunter lebensbedrohliche Situation zu überstehen. Daher handelt es sich ursächlich nicht um eine Störung, sondern um eine gesunde und zweckdienliche Reaktion. In einem Artikel habe ich einmal gelesen, dass 50 bis 90 % aller Erwachsenen und Kinder in den USA in ihrem Leben ein Trauma erleiden. Das, was einem da passiert, ist also im gewissen Sinne »völlig normal«.

Ein Trauma ist eine gewaltige Erschütterung aller Grundüberzeugungen von Sicherheit und Ordnung. Das ganze bisherige Weltbild zerbricht in tausend Stücke. Alles wird jetzt als feindselig, unberechenbar und chaotisch wahrgenommen. Die Welt, ja sogar der eigene Körper ist hässlich und böse geworden und das Leben sinnlos. Traumata können sehr vielfältige Symptome zeigen. Bei mir waren es vor allem:

◊ ein starkes Gefühl von Angst, Grauen, Sinn- und Hilflosigkeit,
◊ Gefühle der »Losgelöstheit« bzw. »Entfremdung« von allem,
◊ »Überfallenwerden« von Erinnerungen in Form von
  Geräuschen, Gerüchen, Bildern etc.,
◊ übermäßige Schreckhaftigkeit,
◊ Schlafstörungen,
◊ Freudlosigkeit, Niedergeschlagenheit, Antriebslosigkeit,
◊ latente Todessehnsucht.

In einer solchen Situation ist es sehr wichtig, aktiv zu werden und sich nicht diesen schrecklichen Gedanken und Bildern hingeben. Ich hatte das große Glück, mit meinem Sohn offen und ehrlich über meine Erlebnisse reden zu können. Sich über seine Erfahrungen und Erlebnisse auszutauschen ist die wichtigste Hilfe und Stütze auf dem Weg.

Im Grunde ist die gesamte Menschheit mehr oder weniger traumatisiert. Jeder spürt tief in seinem Inneren irgendeine Form von Leere, Einsamkeit und Angst. Angst, nicht gut genug zu sein, Angst, nicht geliebt zu sein, Angst nicht akzeptiert zu werden, und so weiter und so weiter.

Es gibt nicht umsonst den Begriff des »Geburtstraumas«, wenn man hinausgeworfen wird aus dem Schoß der vollkommenen Geborgenheit und Liebe, in eine kalte, ungewisse Welt. Diese erste grundlegende Trennung ist es, die uns seit Jahrtausenden prägt.

Und doch birgt jedes Trauma Potenzial. Es kann überwunden werden. Medikamente haben durchaus ihre Berechtigung, aber man wird dadurch auch dumpf und schwer. Im besten Fall machen sie innerlich gleichgültig und im schlimmsten Fall physisch und psychisch abhängig, nutzen jedoch in keiner Weise das gewaltige Potenzial inneren Wachstums. Durch die eigene, aktive Bewältigung entwickelt man automatisch mehr Tiefe, mehr Reife, ein neues Bewusstsein und letztendlich auch mehr Liebe zu sich selbst und der gesamten Schöpfung.

Ein Trauma muss überwunden werden. Es ist wie ein Tor, eine Pforte zu einer neuen Daseinsebene.

Am Ende war ich meinen »Schicksalsschlägen« und den daraus entstandenen Traumata dankbar. Mir wurden einmalige Chancen bereitgestellt; nur musste ich mich dazu entschließen, sie auch zu nutzen.

Das traumatische Ereignis

Es begann aus heiterem Himmel und ohne Vorwarnung. Ich war gerade in meiner täglichen Meditation, als mich plötzlich extremste Kopf- und Nackenschmerzen überfielen. Ich konnte vor Schmerz nicht mehr aufstehen und rief nur noch um Hilfe. Zum Glück war mein Sohn zu Hause und alarmierte geistesgegenwärtig sofort den Notarzt. Bereits eine knappe halbe Stunde später war ich im Krankenwagen auf dem Weg ins nächstgelegene Krankenhaus.

Der Schmerz in meinem Kopf explodierte regelrecht, und bevor ich überhaupt wusste, was mit mir los war, fand ich mich plötzlich in einer sterilen Intensivstation wieder. Die Diagnose stand relativ schnell fest: Subarachnoidalblutung, eine besondere Form der Gehirnblutung, verursacht durch ein vermutlich angeborenes Aneurysma. Als Aneurysma wird eine Aussackung einer Arterienwand, also eine Erweiterung, bezeichnet. Wenn sich so ein Aneurysma mit den Jahren immer mehr ausdehnt und schließlich dem Druck irgendwann nicht mehr standhält, reißt es. Da das ausströmende Blut die Hirnnerven reizt und weitere Blutungen und Schlaganfälle auslösen kann, muss in einem solchen Fall sofort operiert werden.

Ich bekam unentwegt Medikamente verabreicht, die die schrecklichen Schmerzen deutlich linderten. In der folgenden Nacht jedoch verschlechterte sich mein Zustand dramatisch und ich musste künstlich beatmet werden, da sich aufgrund der Blutung zusätzlich noch ein Wasserkopf zu bilden drohte. Am nächsten Morgen wurde in einer mehrstündigen Notoperation das Aneurysma »geklippt«, also ausgeschaltet. Die Überlebenschancen bei dieser »Krankheit« liegen bei rechtzeitiger Operation bei ca. 40 bis 60 %. Doch auch bei gutem Verlauf besteht trotzdem das Risiko schwerwiegender neurologischer Schäden, wie z. B. Lähmungen, Störungen in den Bewegungsabläufen oder beim Sprechen.

Insgesamt verbrachte ich fast acht Wochen im Krankenhaus, darunter über fünf Wochen auf der Intensivstation. In der dritten Woche entwickelte sich aufgrund des ausgeströmten Bluts in meinem Kopf ein leichter Hirninfarkt. Seitdem ist meine linke Körperhälfte, vor allem mein linker Arm, leicht taub. Doch das ist angesichts der Fälle, die ich anschließend in der Reha sah, jedoch eher harmlos. Die ganze Zeit über wurde ich mit vielen verschiedenen Medikamenten vollgepumpt, hatte Schläuche im Arm, im Hals, in der Nase und als Katheter in der Harnröhre. Erst nach und nach kam ich geistig wieder zu mir. Die meiste Zeit im Krankenhaus ging völlig an mir vorbei, denn ich war von den vielen Pharmazeutika regelrecht benebelt.

Erst als ich nach einer mehrwöchigen Rehabehandlung wieder zu Hause war, begann ich allmählich, das Geschehene zu begreifen. Nach ein paar wenigen Wochen setzte dann das Trauma ein. Eine Achterbahnfahrt der schrecklichsten Empfindungen wurde in mir in Gang gesetzt: Flirrende Aufgeregtheit, Angst- und Panikattacken, Hilflosigkeit und Entsetzen wechselten sich mit stundenlangem Weinen ab. Meine Tage waren von Freudlosigkeit, Grauen und tiefer Traurigkeit geprägt.

Etwas in mir war zutiefst erschüttert worden. Die eigentliche Verarbeitung des Traumas, das sich Schicht für Schicht aus mir »herauszuschälen« begann, dauerte Monate. Es gab keine Nacht mehr, in der ich nicht mehrmals von Entsetzen gepackt aus kurzen Schlafzuständen hochschreckte. Ein Knacken im Gebälk meines Hauses wurde in meiner Fantasie zu einer einstürzenden Decke, ein Gluckern in den Wasserleitungen zu einem undichten Rohr mit anschließender Überflutung. Schlichtweg jedes normale Geräusch von fließendem Wasser assoziierte mein traumatisierter Verstand sofort mit Ertrinken, oder es entstand die Hysterie, kein Wasser mehr zu haben und elendig zu verdursten. Begleitet wurden diese hysterischen Vorstellungen von den entsprechenden körperlichen Reaktionen: Übererregtheit, Nervosität, Mundtrockenheit, Herzrasen, übermäßiges Schwitzen und Frieren. Der körperliche Tod erschien mir in diesen qualvollen Tagen und Nächten wie eine Erlösung aus dem nicht enden wollenden Albtraum. Mir erschien der Tod gnädiger als die Konfrontation mit diesen wahnsinnigen Bildern von Gefahr und Zerstörung. Mein bis dahin so geliebtes Haus kam mir auf einmal in nichts mehr sicher vor und versetzte mich mit all seinen fortwährenden Geräuschen in Angst und Grauen von höchster Intensität. Ich fühlte mich nirgends mehr sicher, weder an dem Ort noch in dem Körper, in dem ich lebte. Es ging sogar so weit, dass ich mein Haus sofort verkaufen wollte. Doch ich kam zu der Einsicht, dass das nur eine Flucht, eine Verlagerung gewesen wäre, denn woanders wäre es genauso weitergegangen, wahrscheinlich sogar noch schlimmer. Eine Veränderung musste in mir selbst und nicht da draußen stattfinden.

Eines Nachts war es besonders qualvoll. Ich schreckte hoch und es gab nur noch Angst und allertiefste Verzweiflung. Es war unerträglich. Mein Empfinden war: Jetzt verliere ich alles. Sogar meinen Verstand. Auf einmal, von einer Sekunde zur anderen, war der ganze Spuk vorbei. Plötzlich stand alles still. Es gab keine gefühlsmäßigen oder körperlichen Reaktionen mehr. Alles war von selbst zur Ruhe gekommen, und ich befand mich einfach nur in einer großen inneren Leere. Im Nachhinein schließe ich auf eine gnädige Ohnmacht, die mir eine kurze Verschnaufpause ermöglichte. Ich hielt es einfach nicht mehr aus, also machte mein ganzes System »dicht«.

Ein Trauma bringt es mit sich, dass eigentlich laufend und in allen Alltagssituationen grauenhafte Schreckensbilder und Empfindungen auftauchen können. Sah ich ein Kind über die Straße laufen, lief sofort die Horrorszene in mir ab, wie dieses Kind von einem Auto erfasst wurde. Das ist die Heimtücke eines Traumas: Es überfällt den Menschen einfach, ohne ihm eine Möglichkeit des Entkommens zu geben.

Lange Zeit begleitete mich in meinem Magen- und Bauchbereich das Empfinden von einer sehr schweren Erschütterung. Das Ereignis der Operation hinterließ ein »Nachbeben«, eine Art von Disharmonie und Störung in diesem großen Nervenzentrum.

Auch während der akuten und brutalsten Phase des Traumas lehnte ich es ab, irgendwelche Medikamente, Psychopharmaka oder Tranquilizer zu schlucken. Ich wollte nicht betäubt werden, sondern das Geschehen aktiv verarbeiten. Ich wollte da raus! Egal wie, es musste einen Weg geben, um diesen chaotischen Vorgängen Einhalt zu gebieten. Gott sei Dank hatte ich diese Einstellung felsenfest, denn wie sonst hätte ich meinen Erlösungsweg aus dem Trauma und der damit verbundenen Angst entdecken können!

Das neutrale und passive Beobachten all dieser inneren Vorgänge, wie ich es früher lange Zeit praktiziert hatte, war zwar auch jetzt von Zeit zu Zeit notwendig, verstärkte aber in der Regel das emotionale Geschehen so sehr, dass es sich fast immer bis zur Unerträglichkeit steigerte. Es war der strapazierte Phantasiebereich, der sich anfangs durch nichts beruhigen ließ. Aber ich experimentierte weiter. So wie bisher konnte es nicht mehr weitergehen! Ich durfte meinem überreizten Geist nicht mehr erlauben, Amok zu laufen. Noch war ich der Herr im Haus!

Die Opferrolle beenden – aktiv werden

Nach dem Erleben des Schocks und der Erschütterung durch die Gehirnblutung konnte ich mir zwar weiterhin einbilden, das arme, bedauernswerte Opfer der Umstände geworden zu sein, aber ich durfte und musste mich aus dieser erbärmlichen Haltung befreien, denn diese Spirale kannte nur eine Richtung: abwärts.

Irgendwie spürte ich, dass ein Verharren in der Passivität einen weiteren unheilvollen Kreislauf in Bewegung setzen würde, der meine Abwehrkräfte weiter schwächen, die letzten Reste von Lebensmut wegwischen und mich schließlich endgültig den Abgrund hinunterstoßen würde. Ich wandte mich an mein innerstes Wesen und bat einfach nur um Führung, Unterstützung und Hilfe.

Die beginnende Selbsthilfe

Während meines Traumas spielte meine Einbildungskraft mit mir ihr grausames Spiel. Unwillkürlich lieferte sie mir Bilder von Gefahr, Unglück und Zerstörung. Es war allerhöchste Zeit für mich, diesem chaotischen Geschehen aktiv entgegenzutreten. Wenn meine Vorstellungskraft mich in diese tiefsten Abgründe stoßen konnte, musste sie mich doch auch in Frieden und Gelassenheit zurückbringen können! Ich spürte den starken inneren Impuls und sah gleichzeitig auch die absolute Notwendigkeit, meiner Vorstellungskraft aktiv die Richtung vorzugeben.

Da es gerade mein extrem überempfindliches Gehör war, das die ganzen alltäglichen Geräusche an mein Gehirn weiterleitete und von wo aus sie augenblicklich in die schrecklichsten Horrorszenarien umgewandelt wurden, stellte ich mir einfach große, strahlende Lichthände vor, die sich über meine beiden Ohren anlegten.

Licht war für mich schon immer das Symbol für das Ganze, das Absolute, für Gott gewesen. Für das *All Eine*, das kein Gegenteil kennt. Aus dieser Dimension flossen mir schon früher stets Heilung, Frieden und inneres Gleichgewicht zu.

Ich ließ die Vorstellung von hell strahlenden, wohlig warmen Lichtstrahlen einfach nur auf mich einwirken. Ich ließ meinen Körper und meinen Geist komplett von dieser beruhigenden Vorstellung durchdringen und ausfüllen. Mein überreizter Geist beruhigte sich wieder, sodass immer öfter eine wohltuende Entspannung eintreten konnte. Nach der langen Zeit der Niedergedrücktheit und Stagnation wirkte es wie ein warmer, wohltuender Frühlingsregen auf mein ganzes Wesen. Dieser ruhige, gedankenleere, aber dennoch höchst heilende Zustand war es, den ich wieder erreichen musste. Und ich erkannte durch diese Erfahrung auch, dass mein Weg aus Angst und Schrecken über mein aktives Denken führen würde. Ich musste mein Denken aktiv mit der *einen kosmischen Essenz*, der höheren Macht hinter den sichtbaren Dingen, verbinden. Und das fiel mir mit meiner einfachen Vorstellung von Licht relativ leicht. Ich musste mir keinen Gott, keinen Jesus, keinen Buddha, kein höheres Wesen vorstellen – einfach nur göttliches Licht. Dies war also der Weg, den ich jetzt zu gehen hatte. Er wurde mir gezeigt.

Mit der Zeit erweiterte ich die Vorstellung von Licht, indem ich mir Bilder erschuf, in denen sanfte, leicht violett schimmernde Lichtwellen sehr sanft in mein Kopfinneres eintraten, sich hier ausdehnten und wieder in die Lichthände zurückflossen. Bald begleitete ich diesen Vorgang aktiv mit den Gedanken:

»Reinigung, Auflösung, Wiederherstellung«
oder einfach nur
»Ordnung und Harmonie«

In kleinen, winzigen Schritten wurde ich dadurch wieder etwas »normaler«. Den Schreckensbildern, die mich aber trotzdem noch oft während der Nacht aus dem Schlaf rissen, versuchte ich mit folgenden aktiven Vorstellungen zu begegnen: Ich stellte mir mich selbst als einen Baum vor und wie dieser im Frühling unendlich viele zarte, neue Blättchen hervorbrachte und später mit unzähligen Blüten übersät war. Meist konnte ich dann wieder etwas gelassener einschlafen, aber manchmal drängten sich auch Bilder von Bäumen dazwischen, die mir symbolhaft meinen inneren Gemütszustand widerspiegelten. Von Blitzen zertrümmerte, gebeugte und von Sturm und Wind gepeinigte Baumgestalten taten sich vor meinem inneren Auge auf, trostlos und traurig auf den Tod wartend, in ewiger Nacht versunken und ohne ein einziges grünes Blättchen an ihren dürren Ästen.

Gerade diese »Symbolbilder« aber waren es, die es mir ermöglichten, mit der notwendigen Distanz mein inneres Geschehen zu betrachten, ohne mich dabei in die entstehenden Emotionen verwickeln oder gar von ihnen in den Abgrund reißen zu lassen. Der Verarbeitungsprozess wurde auf diese Weise sehr viel leichter, sehr viel effektiver und verlor die Qual des »involviert Seins«. Ich erkannte, dass diese Bilder von zerrütteten und halbtoten Baumgestalten überhaupt nichts mit mir, meinem wahren Wesen, zu tun hatten. Es waren nur die Symbole meiner persönlichen inneren Verfassung, sie entsprangen meinem zutiefst erschrockenen Unbewussten.

Durch diese Symbole, die mit Hilfe der »Baumübung« überhaupt erst aufsteigen konnten, vermochte ich tief in mich selbst hineinzuschauen: Da drin war alles zu Tode verängstigt! Alles bebte und zitterte vor Panik! Doch das war nach den ganzen Geschehnissen mehr als verständlich. Indem ich jedoch bewusst auf diese vergrabenen Schrecken in der Tiefe meines Inneren schaute, sah ich mich selbst nicht mehr mit ihnen verbunden. Sie waren zwar da, gehörten aber nicht mehr zu mir, zu dem, was ich wirklich war. Die wahnsinnigen Bilder kamen auch noch weiterhin, aber ich hatte nichts mehr mit ihnen zu tun. Ich sah sie mir einfach nur mit Mitgefühl zu mir selbst an, bemühte mich aber, ihnen keinerlei Wirklichkeit und somit Macht zu verleihen.

Das Schreckenskabinett

Mein inneres Schreckenskabinett leerte sich langsam, aber kontinuierlich und das nur mit Hilfe der Baumübung. Oft fragte ich jetzt: »Wie sieht mein Baum gerade aus?« Und dann wartete ich einfach ab, bis sich von selbst ein Bild entwickeln konnte, das mir meinen innersten Gemütszustand aufzeigte. Ich akzeptierte jedes Bild und alles, was symbolhaft darin eingebettet war. Ich sagte:»Okay, das akzeptiere ich jetzt so, und es darf genau so sein, wie es gerade ist.«

Auf diese Weise konnte ich schrittweise das integrieren, annehmen und verarbeiten, was an Grauen in meinem Körper und in meinem Geist stattgefunden hatte. Es war das Anschauen, das Annehmen, das So-sein-Lassen von allem, das mir das Loslassen überhaupt erst ermöglichte. Alles, was vollkommen akzeptiert wurde, löste sich automatisch von mir. Es löste sich einfach auf, wie eine schwarze Wolke, die sich verflüchtigte. Und dahinter erschienen wieder der Himmel und die strahlende Sonne, und ich begann, mich zusehends in meiner Haut wohl zu fühlen.

Mein inneres »Wäldchen«, welches mir mit der Zeit gezeigt wurde, umfasste die Trauerweide, die mir all ihre Tränen zeigte, die noch nicht geweint worden waren, daneben ein kleines, halb entwurzeltes und schwächliches Tannenbäumchen, das mir meine Hilflosigkeit und Ohnmacht offenbarte, und hier stand auch der große, kahle Baum, der von einem wilden Sturm wüst gebeutelt worden war. All seine schönen Blätter hatte er hergeben müssen und seine Äste waren teilweise geknickt. Ein Bild zeigte mir aber auch, wie nahe ich schon dem Tod gewesen war: Es war ein Baum, der, vom Blitz getroffen, einen großen und starken Astbereich verloren hatte. Der Ast war abgebrochen, aber sein Stamm noch gerade und seine Wurzeln fest in der Erde verankert.

Plötzlich schob sich dann wie aus heiterem Himmel ein weiteres Bild in meinem Bewusstsein dazwischen: Ein »Wunderbäumchen«, ganz anders als all die anderen. Dieses Wunderbäumchen schimmerte und funkelte in einem ganz zarten, hellen Licht. Es war nicht »fassbar« und fest wie die anderen, es war holographisch. Seine lichtvollen Äste, weit verzweigt und sich nach oben hin öffnend, waren übersät mit Millionen kleinster, goldener Blättchen. Sie tanzten, sie wirbelten und sie spielten im Sonnenlicht. Unendlich sanft wurden sie von einem Hauch von Wind berührt, und ich »hörte« eine fast ätherische Musik, deren Schwingung sich unendlich ausdehnte. Mein Fantasiebäumchen rief augenblicklich eine große Liebe und Freude in mir hervor.

Doch auch dieses lichtvolle Bild löste sich genau wie die anderen schnell wieder auf. Aber es überbrachte symbolisch seine Botschaft und hatte damit seinen Zweck erfüllt: Es rief mir in Erinnerung, dass es da noch mehr gab, als wir mit unseren körperlichen Augen sehen können. Es gab eine tiefere Wahrheit hinter all den materiellen Dingen dieser Welt. Und in dieser »anderen Welt« konnte es nur Liebe, Fülle und Geborgenheit geben. Meine Lebensfreude war wieder geweckt!

Das göttliche Licht

Es war das strahlende Licht meines »Wunderbäumchens« gewesen, das mein Herz wieder für die Liebe und Freude geöffnet hatte. Jetzt kannte ich auf einmal eine ganze Serie von Übungen, die mir, da war ich ganz sicher, schrittweise den Rückweg in einen gelassenen und friedvollen Geisteszustand ermöglichen konnten. Mit den »Lichthänden« arbeitete ich fast unentwegt, aber mein Magenbereich fühlte sich nach wie vor schwer gestört an. Es war eine Empfindung von gleichermaßen »zugeschnürt« und »zertrümmert«.

Die Lichtfigur

Ich erschuf mir im Geiste eine Lichtfigur, ähnlich wie ein Schutzengel, die stets und ununterbrochen in meiner Nähe anwesend war. Ich musste mir bewusst machen, dass sie in Wirklichkeit mein wahres Wesen, meine wahre Natur, jenseits aller falschen Vorstellungen einer »Person« und all ihrer Rollen, darstellte. Sie war sozusagen das Symbol für das, was ich bin, ohne die üblichen Überlagerungen, die wir uns sonst für gewöhnlich so andichten: Ich bin diese Frau, dieser Mann, ich bin dies und das… Die Lichtfigur ist sozusagen eine »Hilfsbrücke« für unseren konditionierten Geist, um sich wieder mit unserem wahren *Selbst* verbinden zu können.

Sobald die Irritation in meiner Körpermitte wieder an Intensität zunahm, stellte ich mir vor, wie eine helle, violette Lichtspirale aus meiner Lichtfigur heraustrat und sich in meinen Magenbereich hineinbewegte. Meist legte ich mich für diese Übung kurz hin, um mir das Geschehen bewusst ansehen zu können.

Ich griff in keiner Weise in diesen Vorgang ein: Weder stellte ich mir vor, »wie« es ablaufen noch »was« es bewirken sollte. Ich setzte einfach nur ein Bild ein und ließ es sich von allein entwickeln. Manchmal dauerte der Vorgang länger, dann wieder kürzer. Öfters dehnte sich die Lichtspirale tief in mir aus, drehte und kreiste in verschiedene Richtungen, wurde von selbst dunkler oder heller und verließ meinen Körper dann, indem sie wieder in die Lichtfigur zurückwanderte. Es dauerte mehrere Wochen ständigen Übens, bis eine deutlich spürbare Verbesserung eintrat. Ich konnte wieder mit etwas mehr Appetit essen und fühlte mich zunehmend kräftiger.

Doch noch immer überfielen mich spontane Schreckensbilder, die wie aus dem Nichts auftauchen konnten, aber ich erlaubte weder meinem Verstand noch meiner Aufmerksamkeit, sich in irgendeiner Weise mit diesen Horrorgeschichten zu beschäftigen. Im Gegenteil, ich gewöhnte mir an, blitzschnell zu reagieren. Noch bevor mein ganzes inneres Wesen darauf mit fürchterlicher Angst oder Entsetzen ansprechen konnte, ließ ich eine violette Lichtspirale in dieses Bild hineinwandern, darin kreisen und sich dann wieder daraus zurückziehen.

Es klingt unglaublich, aber es hat mir geholfen, auf diese Weise aktiv zu werden. Innerhalb weniger Wochen hörten die Attacken wie von selbst auf bzw. wurden die zeitlichen Abstände zwischen ihnen deutlich größer.

Aus der Übung mit der Lichtfigur entwickelte ich mit der Zeit eine Art »Allround-Reinigung«, die ich jeden Abend vor dem Schlafengehen umsetzte. Mit Hilfe meiner Fantasie platzierte ich meine Lichtfigur mir genau gegenüberliegend. Meine Fußsohlen berührten dabei die lichterfüllten Füße der Figur. Dann stellte ich mir vor, wie die violette Lichtspirale, von der Lichtfigur ausgehend, über meine Füße, von unten nach oben, in mich, durch mich und um mich herum wanderte. Sie dehnte sich dabei immer mehr aus. Dieser Vorgang dauerte seine Zeit. Ich beobachtete es einfach nur, ohne auf eine bestimmte Art und Weise in das Geschehen einzugreifen. Die Spirale verließ mich, wann immer sie wollte, indem sie sich aus meinem Körper und dessen Umfeld zurückzog und wieder in die Lichtfigur hineinwanderte. Die daraus entstehende Ruhe und Friedlichkeit entzogen sämtlichen Schreckensbildern den Nährboden und ich konnte in der Regel leicht und mühelos einschlafen.

Ein Raum aus Licht

Im weiteren Verlauf gestalteten sich wie von selbst neue Übungen, die mir bei der Bewältigung meiner Angst- und Schreckens-Attacken halfen. Für jede Empfindung entstand eine eigene, spezielle Übung. Ich konnte also mit der Zeit schon auf eine ganze »Auswahl« zurückgreifen. Sinn und Zweck einer jeden Übung war in erster Linie, die gesamte Aufmerksamkeit von einem spontan auftretenden, irrationalen Eindruck *sofort* abzuziehen und umzulenken.

Mein irritiertes und übersensibilisiertes Gehör konnte ich mit der Vorstellung von Lichthänden wundervoll beruhigen und ausgleichen. Aber das Trauma fand noch einen weiteren Weg, um sich mit seinen quälenden Schreckensszenarien zurückzumelden.

Mitten in der Nacht erwachte ich wieder einmal in Angst, in Entsetzen und hilflos nach Luft schnappend. Deutlich vermeinte ich einen Brandgeruch wahrzunehmen. Ein Geruch, der sofort Assoziationen von verschmorenden Balken in mir wachrief.

Natürlich brannte nichts, aber ein traumatisiertes Gehirn lässt sich von keinerlei rationalen Gegenargumenten überzeugen. Es lässt sich auch dann nicht überzeugen, wenn das ganze Haus gründlich nach einem Brandherd untersucht wird. Ich wusste, all das waren nur Einbildungen, hervorgerufen von der Gefahr und Zerstörung, die sich so schwerwiegend in mein System eingeprägt hatten. Kaum wieder im Bett, ging natürlich das ganze Drama von vorne los. Ich hatte viel zu spät reagiert und damit erlaubt, dass sich diese Bilder von einer schrecklichen Feuersbrunst in mir festsetzten. Und somit konnten sie gedanklich und gefühlsmäßig erneut von mir Besitz ergreifen. Alles, aber auch wirklich alles, war nur Einbildung! Aber Einbildungen sind sehr, sehr machtvoll. Sie sind sogar so mächtig, dass sie den Körper sofort in hellste Aufregung versetzen können. Ein Trauma spricht niemals auf Gedanken oder logische Schlussfolgerungen an, es ist irrational.

Aber: Not macht erfinderisch! Bald hatte ich eine Idee, wie ich meinen Geist von vornherein auf Neutralität und Gelassenheit einstimmen konnte. Genauer gesagt, nicht »ich« entwickelte die Idee, sondern es schien, als würde das Licht den Verlauf der Übungen kreieren. Das Licht selbst ist schließlich höchste Intelligenz, die die begrenzte Aktivität des menschlichen Verstandes bei Weitem übersteigt.

Von nun an arbeitete ich nicht nur mit den »Lichthänden«, sondern zusätzlich auch mit einer »Lichtwolke«, die sich leicht schwebend über mir befand, sobald ich ins Bett ging. Die Lichthände dämpften wirkungsvoll die Außengeräusche, noch bevor sie meinen Verstand erreichen und eine Kette von illusionären Einbildungen auslösen konnten. Die Lichtwolke atmete ich dagegen nur ein und wieder aus. Sonst nichts.

Später veränderte sich die Übung wie von selbst. Die Lichtwolke senkte sich jetzt jede Nacht ganz behutsam herab und umhüllte zart, ähnlich wie Nebel, meinen ganzen Körper. Von Kopf bis Fuß lag ich eingekuschelt in dieser hellen Wolke. Ein wunderbares Empfinden von Ruhe, Sicherheit, Geborgenheit und vor allem liebevollem Angenommensein stellte sich ein. Jetzt erfuhr ich, dass es nur der Liebe, identisch mit göttlichem Licht, möglich ist, jegliche Art von Angst vollkommen aufzulösen.

Die Lichthände benötigte ich nun abends nicht mehr, denn die Lichtwolke deckte alles ab. Alle Sinne beruhigten sich spürbar, alles in mir schaltete auf Erholung und Regeneration um. Meine ganze Aufmerksamkeit, alle meine inneren Sensoren waren nur noch auf die mich umgebende und umhüllende Wolke ausgerichtet. Jegliche Angst verschwand, als hätte es sie nie gegeben. Es war, als ob in einen dunklen, muffigen Raum endlich Sonne und Luft hineingelassen würden.

Auf einmal verschwindet die Schwärze von Angst und Panik. Es gibt nichts mehr zu fürchten, wenn es Licht wird.

Dann ist der Raum hell, freundlich, und weckt die schlafenden Lebensgeister auf. Für ein neues Leben.

Licht ist Liebe.
Liebe ist Leben.

Ich fühlte deutlich, wie sehr mein Körper nach Licht und Liebe rief. Deshalb war es jetzt an der Zeit, ihm endlich die Liebe zu geben, die er brauchte, um das Trauma abschütteln zu können.

Ich begann meine Lichthände täglich vor allem auf den Nierenbereich und den Magen aufzulegen. Ich spürte, dass dort am meisten Liebe benötigt wurde. Und das göttliche Licht floss in diese Bereiche hinein, löste alle Verkrampfungen und allen Schrecken auf. Wo auch immer sich ein Schmerz zeigte – das Heilmittel war stets das Licht. Mit ihm kehrte das Leben zunehmend in meinen Körper zurück und auch die Lebensfreude begann neu zu sprudeln.

Meine Zeit hier war noch nicht zu Ende. Was aber zu Ende ging, war die Zeit des Schreckens und der Angst. Jetzt verstand ich, dass es nie, zu keinem Zeitpunkt um den Körper gegangen war. Es war immer nur darum gegangen, mit der *kosmischen Essenz,* dem göttlichen Licht in mir, in Kontakt zu kommen.

Die Macht der Einbildung

Die Macht der Einbildung ist groß. Wir können sie auf die Dunkelheit und damit auf die Angst richten, wir können sie aber auch dazu benutzen, um das Licht anzudrehen. Solange der menschliche Geist in der Angst und im Erschrecken verharrt, werden diese anwachsen und irgendwann explodieren. Es ist aber genauso möglich, den Geist auf das göttliche Licht zu richten. Dann erfolgt Heilung, und wir fühlen uns als gesegnet.

Vorstellungskraft erschafft Realität

Unsere Vorstellungen erschaffen das, was wir in unserem Leben sehen. Ohne zu ahnen, dass unsere eigene Einbildungskraft am Werk ist, erzeugen wir in uns und um uns herum eine düstere Wolke aus Angst und Schrecken. Das ist, was den Körper schwächt und ihn für leidvolle Reaktionen anfällig macht, die wir dann Krankheit nennen. Mit unserer eigenen Vorstellung können wir uns empfangsbereit machen, das Leben neu willkommen zu heißen oder aber uns aus Angst davor zu verschließen. Unsere Gedanken werden durch die Einbildungskraft angetrieben, wobei der Körper Folge leistet. Es ist unsere Fantasie, die Schreckgespenster heraufbeschwören kann, denn sie ist schöpferisch. Ist diese Tatsache einmal erkannt, können wir mit ihrer Hilfe aktiv unser Leben gestalten.

Indem ich mich Tag für Tag und Nacht für Nacht mit meiner Lichtwolke verband, die ich mir erschaffen hatte, begann neue Lebenskraft in mich einzuströmen, und die Freude am Leben erwachte wieder. Stell dir einfach die Lichtwolke vor: Du bist völlig umhüllt von Licht. Dies ist eine heilende und schützende

Dimension, die jenseits von der so genannten »Wirklichkeit« der Körper und Formen existiert. Von hier aus kommt alle Heilung und alle Erlösung von der Angst, denn was ist Angst anderes als Dunkelheit! Und Dunkelheit kann im Licht nicht existieren. Wenn das eine kommt, verschwindet das andere. Auf diese Dimension können wir felsenfest vertrauen, und nur sie schenkt uns Glück, Frieden und Liebe, denn das ist unser natürlicher, ursprünglicher Zustand. Licht ist schöpferische Macht, die erschaffende Kraft hinter allen Dingen selbst. Licht ist *das* schöpferische Prinzip, und es erschafft in jedem Augenblick das Leben, und somit sich selbst, neu.

Stellen wir es uns einfach nur vor. Das göttliche Licht ist da, wenn wir daran denken und unsere Aufmerksamkeit darauf richten. Es ist unser aller innerstes Lebenspotenzial. Wir alle können uns etwas vorstellen, und das bedeutet, dass wir schöpferische Wesen sind. Mit Hilfe unserer Fantasie können wir uns zerstören oder uns neu erschaffen. Diese Kraft der Vorstellung ist etwas sehr Mächtiges, sie hat Folgen und Auswirkungen auf das körperliche Geschehen und sogar auf das ganze Leben. Sie ist es, die über Leben und Tod des Körpers entscheiden kann.

Bereits die Vorstellung, in der Lichtwolke geliebt, geschützt und sicher zu sein, baut einen neuen Körper, setzt neue Kräfte frei und bringt den Menschen wieder zum Funkeln und zum Strahlen.

Das göttliche Licht begann mir langsam eine neue Dimension zu eröffnen: eine andere Welt, jenseits meines Körpers und jenseits aller Körper und aller Formen. Alle Körper sind begrenzt, angreifbar und sterblich. Sie unterliegen einer unentwegten Wandlung und Veränderung. Aus jedem neugeborenen Körper wird zuerst ein kindlicher, dann ein heranreifender und schließlich ein alternder Körper. Niemals kann diese stete Veränderung aufgehalten werden. Aber unsere innere Essenz, welche allen Körpern und allen Formen das Leben gibt, ist nur Licht. Alle Formen sind nichts anderes als verdichtetes Licht.

Licht, die Quelle allen Lebens, ist ewig.
Es ist unbegrenzt, unsterblich und die Grundlage von ALLEM.
Licht ist die Liebe und Glückseligkeit selbst.
Und das Licht will sich in ALLEM selbst erkennen.

Der Mensch hat Angst, weil der Glaube, nur ein Körper zu sein, sein ganzes inneres Wesen, sein Denken und seine Vorstellungskraft versklavt. Er leidet unter der Bedürftigkeit und dem Mangelsyndrom des Körpers, weil er die wahre, ewige Welt des Lichts noch nicht kennengelernt hat. Das göttliche Licht ist aller Dinge Ursprung und bringt nur verschwenderische Fülle und Überfluss hervor. Wir können nicht aus uns selbst heraus leben. Wir werden vom Licht, von der Liebe, gelebt. Alles besteht aus Licht. Und dieses hat sich selbst in allen Dingen und Körpern erschaffen, um sich selbst zu finden.

Nehmen wir unser Leben in die eigenen Hände! Genau genommen in unsere Lichthände! Erobern wir uns die Macht der Vorstellung aktiv zurück und wenden wir uns damit an die ewige Essenz des Lichtes! Solange dies nicht geschieht, werden Angst und Zweifel das vorherrschende Lebensprinzip bleiben. Wenden wir uns dem göttlichen Licht in uns zu und erfahren wir jetzt endlich seine segensreiche Hilfe, die es uns unentwegt anbieten will!

Der Körper gehört der Erde.
DU gehörst dem Himmel.
Der Körper gehört zur Materie.
DU gehörst zur Existenz.
Der Körper ist grob und plump.
DU bist es nicht.
Der Körper hat seine Grenzen, wird geboren
und wird sterben.
DU wirst niemals geboren und wirst auch
niemals sterben.
(Osho)

Noch befand ich mich mitten im Traumageschehen. Mein Verstand war nach wie vor überreizt und trieb sein hässliches Spiel mit mir. Und dieses Spiel drehte sich immer nur darum, sich Schwierigkeiten einzubilden und Gefahren zu sehen, wo keine waren. Nein danke, von dieser Spielwiese hatte ich die Nase jetzt endgültig voll! Von hier kam nichts wirklich Hilfreiches, nichts Neues und auch nichts Schöpferisches. Immer nur die gleichen, eingefahrenen Gleise von Problemwälzungen, endlosen Grübeleien und Sorgen. Es war wie ein altes, leierndes und quietschendes Rad ständiger Wiederholung.

Das Einzige, das diese unnützen und niemals enden wollenden Gedankenketten erzeugten, waren emotionale Reaktionen, ja, sie erzwangen diese sogar. Die Palette reichte dabei von leichtem Verdruss bis hin zu tiefen depressiven Verstimmungen.

Mit all dem wird jeder von uns ständig konfrontiert, und wir werden darunter leiden müssen, wenn wir nicht endlich aktiv werden und ins göttliche Licht schauen wollen.

Die Seiten wechseln...

... von der Unsicherheit zur absoluten Sicherheit
... von den Zweifeln zur Gewissheit
... von Chaos zu Ordnung
... von der Angst zur Liebe
... von Lebensüberdruss zu Lebensfreude
... von der Bedürftigkeit zur Fülle

Dieser Seitenwechsel war jetzt dringend angesagt, aber wie? Denn er kann nicht vom Verstand vollzogen werden. Der Verstand ist im wahrsten Sinne des Wortes über-geschnappt, er hat irrtümlicherweise das Kommando übernommen und damit ein falsches Selbstbild geschaffen. Das persönliche, kleine Ich, das Ego, will seine scheinbare Vormachtstellung nicht aufgeben. Es will weiterhin die Kontrolle behalten. Druck, Zwang, Angst und Zweifel sind einige seiner schärfsten Waffen. Und es ist nicht nur der eigene Verstand, der uns weiterhin an sich binden will. Der gesamte, kollektive Egowahn dieser Welt versucht unentwegt nach uns zu greifen.

Doch wir dürfen aus unserem Ego-Verstand, dem falschen Selbst, kein Feindbild machen, das es zu besiegen gilt. Denn wer besiegt hier wen? Kann der Verstand sich selbst zerstören? Hat das Licht Interesse daran, die Dunkelheit zu vernichten? Das göttliche Licht kennt die Dunkelheit nicht, es hat sie noch nie gesehen. Denken wir genauer darüber nach, so stellen wir fest, dass das gar nicht möglich ist. Deshalb muss der Verstand nicht »besiegt«, sondern einfach als das gesehen werden, was er ist: ein Werkzeug – ein nützliches Instrument, das uns zur Verfügung steht, um uns mit unserer schöpferischen Macht rück-zuverbinden. Doch er darf dich nicht beherrschen, denn sonst bist du sein Spielball.

DU bist Herr über deinen Verstand.

Der Seitenwechsel von der Dunkelheit ins göttliche Licht kann nur im Herzen vollzogen werden, mit Hilfe der machtvollen Gabe der Fantasie. Wann immer es von nun an für mich notwendig war, wechselte ich mit Hilfe meiner Vorstellungskraft die Seiten. Auch wenn gerade keine Schreckensszenarien in meinem Kopf auftauchten, nahm ich mir mehrmals einige Minuten Zeit, mich hinzulegen und einfach nur ins Licht zu treten.

Ich stellte die Lichtfigur neben mich. Ich schaute sie an, und dann ließ ich meine Aufmerksamkeit ganz in sie hineinwandern. Weiter brauchte ich nichts zu machen. Ich musste lediglich das strahlend weiße Licht der Lichtfigur auf meinen Geist einwirken lassen. Ich spürte, dass in diesem Licht alles enthalten war, was ich gerade benötigte: Klärung, Heilung, Aussöhnung, Stabilität, Ordnung und grenzenlose Liebe. Fast augenblicklich wurden alle »Fehlwahrnehmungen« gelöscht. Gestärkt und geklärt kehrte ich anschließend mit meiner Aufmerksamkeit in den Körper zurück und konnte ihm die liebevolle Zuwendung geben, die er jetzt so dringend benötigte. Ich fühlte mich wieder gelassen, ruhig und friedvoll. Neue Lebenskraft, aber auch Inspiration und Führung waren mir in einem überreichen Ausmaß zuteil geworden.

Diesen Seitenwechsel vollzog ich ab jetzt mehrmals am Tag, wenn auch immer nur wenige Augenblicke. Aber das genügte völlig, um mich wieder mit der göttlichen Dimension in Kontakt zu bringen.

Wer oder was hätte mir helfen können, wenn nicht ein allmächtiger, gütiger und barmherziger »Gott-Vater«, der das Licht selbst ist! *Er* war immer bei mir, aber erst jetzt konnte ich *Ihn* sehen und *Ihn* lautlos, ohne Worte oder Gedanken, um Hilfe bitten. Einfach nur, indem ich mich Ihm völlig übergab. Gott hatte mich niemals im Stich gelassen, ich selbst war es, die den Blick von Ihm abgewendet und lieber auf die »kleinen Dramen und Komödien« des Verstandes gestarrt hatte. Damit blickte ich in die vollkommen verkehrte Richtung, denn aus dem gewöhnlichen Menschsein konnte die Hilfe niemals kommen, sondern nur dadurch, dass ich endlich bewusst auf das göttliche Licht in mir schaute.

Traum-Magie

Die Kraft der Vorstellung ist immer aktiv, ob im Wachen oder im Schlafen. Träume können das enthüllen, was sich im Unbewussten eingeprägt hat und noch nicht »verdaut« ist. Denn während des Schlafens ist die logische, aktive und kontrollierende Instanz des Verstandes weitestgehend ausgeschaltet. Und so ist es möglich, dass noch nicht verarbeitete Erlebnisse in symbolhaften Bildern aus den Tiefen des eigenen Unbewussten aufsteigen und dem Menschen einen Einblick in den vorherrschenden Gemütszustand ermöglichen können.

Auch Träumen ist ein Verarbeitungsprozess, wenn auch einer, der sich meist im Unbewussten, im Verborgenen, abspielt. Ein Traum kann jedoch bewusst eingeleitet werden, d. h. ein Mensch kann mit einer bewussten Vorstellung in den Schlafzustand hineingehen. Das Unbewusste wird dieses Bild in der Regel dann aufgreifen, wenn es einen aktuellen Bezug dazu gibt. Es wird all das, was noch nicht verarbeitet ist, in symbolische Bilder kleiden und uns diese in einem Traum »schicken«.

a) Beispiel eines aktiven Traumbildes:
Schon Jahre vor dem Ereignis meiner Gehirnblutung hatte ich mir angewöhnt, wann immer ich mich belastet fühlte oder einfach nur schlecht gelaunt war, mit folgendem Bild in den Schlaf zu gehen: Ich stellte mir einen klaren, stillen und angenehm warmen Bergsee vor, der in eine geschützte und malerische Umgebung eingebettet war. Mit Hilfe meiner Vorstellungskraft schwamm ich einfach in Gedanken ein paar lockere Runden, um mich auf diese Weise von dem zu reinigen und zu befreien, was mich gerade innerlich belastete. Meist dauerte es dann nur kurze Zeit und ich »sah«, wie sich diese dunklen Elemente wie schwarze Wolken von mir zu lösen begannen und sich im Wasser hinter und unter mir einfach auflösten. Ich »schwamm« so lange, bis auch die letzten Schleier der Düsternis von mir abgefallen waren. Mein Ziel war immer das gegenüberliegende Ufer, an dem meine hell strahlende Lichtfigur bereits mit weit ausgestreckten Armen auf mich wartete.

Eines Abends ging ich wie gewohnt mit diesem aktiven Traumbild in den Schlaf, wurde jedoch mitten in der Nacht durch Schock und Entsetzen wach. Etwas in den Tiefen meines Unbewussten hatte auf das Traumbild reagiert und zeigte mir plötzlich schreckliche Bilder. Zuerst sah ich mich wie immer ruhig in meinem See schwimmen, doch unter mir wurde der Boden auf einmal aufgewühlt, und unzählige, fettig glänzende, schwarze Würmer und Schlangen wanden sich unter mir und begannen an mir hochzugleiten. Ich schrie innerlich nur noch nach um Hilfe. – Lautlos, Stumm. Hilfe! Hilfe! Hilfe!

Und die Hilfe kam. Die Lichtfigur am anderen Ufer setzte sich sofort in Bewegung und rannte über das Wasser auf mich zu, packte mich an beiden Armen und zog mich aus dem Wasser. In diesem Augenblick war das aktive Element, die höhere Macht oder die Bewusstheit, wieder in mir. Sofort schickte ich eine violette Lichtspirale in das grausige Bild hinein und sagte still im Geiste:

Ich bin frei von dieser Vorstellung!

Und ich war befreit davon: sofort, schlagartig und innerhalb von Sekunden.

b) Entschlüsselung des Traumsymbols:

Im Nachhinein vermute ich, dass die vielen schwarzen Schlangen symbolisch all die Schnüre und Kabel darstellten, mit denen ich während der Operation und auch noch längere Zeit danach verbunden gewesen war.

Die Lichtfigur ist das Symbol einer höheren Macht, die mir in jeder Situation zur Seite steht und stets auf meinen Ruf antwortet. Sie ist für mich aber auch das Symbol für das schöpferische, ewig heilende und erlösende Prinzip selbst.

Wichtig ist nicht, welches Symbol gewählt wird, um sich eine höhere Macht und Ordnung zu vergegenwärtigen. Wichtig ist nur, *dass* wir uns solch ein Symbol aktiv erschaffen und es unentwegt anwenden, damit es sich tief in unser Gedächtnis einprägen kann und wir es in »Krisenzeiten« sofort zur Verfügung haben. Jeder Mensch wird sich sein eigenes Symbol für diese *höhere Macht* kreieren müssen, mit dem er sich verbunden fühlt in schweren Zeiten, und mit dem er sich sofort mit der ewig schöpferischen und liebenden Dimension rückverbinden kann.

Schöpferisch Sein

Das Verbundensein mit dem göttlichen Licht, unserer innewohnenden Macht, ist die Grundvoraussetzung dafür, unsere Schöpferkraft nutzen zu können. Ein Gedanke – ein Wort – wird, wenn wir eins sind mit dem höchsten Prinzip, zu einem machtvollen und schöpferischen Instrument. Ein menschlicher Gedanke aus dem kleinen persönlichen Ego, dem begrenzten »Alltagsbewusstsein«, heraus kann diese Stufe niemals erreichen. Ihm wird immer die vollbringende Macht fehlen. Und diese Macht ist nur im *Absoluten*, im göttlichen Licht, enthalten.

Es vollbringt alles, jedoch wir als begrenzte Menschen können dies nicht. Aber unsere Gedanken zeigen dem Licht, wo es tätig werden soll. Dieser höheren Macht muss man sich vollkommen hingeben. Dies geschieht dadurch, dass wir

erstens: an das göttliche Licht DENKEN,

zweitens: uns das göttliche Licht VORSTELLEN,

drittens: es auf unser gesamtes Wesen EINWIRKEN LASSEN.

Alles, was wir uns während einer solchen Phase vorstellen oder auch nur bewusst, klar und präzise denken, wird vom göttlichen Licht umgesetzt werden, auch wenn wir niemals wissen, wann, wo und auf welche Weise dies geschehen wird. Die Frage, *wie* es geschehen soll, müssen wir dem Licht überlassen. Wir dürfen es nicht begrenzen. Dieses Vorvertrauen müssen wir bereit sein zu leisten.

Ich benutzte nach meiner OP meine Fantasie dazu, um mir sehr große Lichthände vorzustellen, die sich um meinen ganzen Körper, vom Kopf bis zu den Zehen, liebevoll anlegten. Erst wenn dieser Kontakt, die stille Verbindung mit der schöpferischen Dimension, hergestellt war und ich einige Zeit ruhig, d. h. ohne Gedanken, dem göttlichen Licht nachgespürt hatte, sagte ich in diese Stille hinein,

klar, knapp und präzise,

was die schöpferische Dimension bitte für mich in die Wege leiten sollte.

Hatte ich Schlafprobleme, so sagte ich:
»Möge ich tief und fest schlafen und vollkommen erholt und mit neuer Schaffenskraft erwachen.«

Oder:
»Möge ich neues Leben haben und neue Kraft gewinnen.«

Dann konzentrierte ich mich voll und ganz auf das Licht und ließ es einige Minuten nur auf mein System einwirken. Dann folgte in der Regel eine grenzenlose Ausdehnung von Liebe in meinem ganzen Wesen und darüber hinaus.

Musste ich irgendwohin, so sagte ich:
»Möge ich beschützt und sicher sein auf all meinen Wegen.«

Bei allen Schmerzen, Schwächezuständen und vor allem, wenn sich die Übelkeit aufgrund der hohen Medikamentenrückstände wieder bemerkbar machte:
»Möge ich frei sein von dieser Übelkeit, von diesem Schmerz, oder was immer es auch gerade war.«

Hatte ich irgendeinen Grund für ein schlechtes Gewissen, hatte ich jemanden beleidigt oder verletzt oder einfach nur falsch gehandelt:

»Möge mir und dir vergeben sein. Mögen wir beide wieder in das Reich der Liebe aufgenommen werden.«

Ich dehnte diese schöpferischen Gedanken aus, über mein Haus, auf meine ganze Familie und auch auf die ganze Familie Mensch. Ich sagte:

»Mögen wir alle in Sicherheit sein.
Mögen wir alle befreit, geheilt, erlöst und glücklich sein.
Mögen wir alle in Überfluss und Frieden leben.«

Anschließend war ich nur gedankenstill und ließ das göttliche Licht sein Werk vollbringen.

Diese Vorgehensweise hat mir bis zum heutigen Tag immer schnellstens geholfen. Beschwerden verschwanden innerhalb von Minuten, als hätte es sie nie gegeben, und ich gewann wieder neue Kraft. Das göttliche Licht hatte und hat noch immer einen nachhaltig beruhigenden, heilenden und ordnenden Einfluss auf mich und mein ganzes Leben.

Meine Lieblingssätze, die mir immer wieder dabei halfen, erneut im Leben Fuß zu fassen und all das Leid endgültig abzustreifen, lauteten:

»Möge ich mich dem Leben neu öffnen.
Möge ich geliebt sein und möge ich lieben.«

Möge ich mich dem Leben neu öffnen

Dieser Zaubersatz war es auch, der es mir ermöglichte, langsam aus dem Kerker von Qual, Angst, Verkrampfung und Trübsal zu entkommen.

Von Schreckensnächten zu Heilungsnächten

Das Gefüge eines Traumas basiert auf Angst. Es sind Existenz-, Lebens- und Todesangst, gleichzeitig aber auch Todessehnsucht. Das einzige Heilmittel, das es dagegen gibt, ist die alles umfassende und nichts ausschließende Liebe – vor allem die Liebe zu mir selbst. Ich musste wieder lernen, meinem Körper Liebe und immer noch mehr Liebe zu geben.

Es war wieder einmal so weit. Mitten in der Nacht erwachte ich in einem Aufruhr von Verstörtheit, in einem schwammigen Durcheinander und mit großer Übelkeit im Magenbereich. Sofort stellte ich mir die Lichtfigur neben meinem Bett vor und richtete meine Aufmerksamkeit auf sie. Wie ein sanfter Hauch erreichte mich der Gedanke:

»Gib mir alles!«

Was für eine wunderbare Erleichterung und schon fast Erlösung war alleine der Gedanke, dass es möglich war, »alles abzugeben«! Mit Hilfe meiner Fantasie stellte ich mir vor, wie sich aus der Mitte der Lichtfigur eine violette Lichtspirale herausbewegte, in meinen Magen eintrat und sich dann wieder in die Lichtfigur zurückzog. Dies wiederholte ich kontinuierlich mindestens fünfzehn Minuten lang. Im Zurückziehen nahm die Lichtspirale alle Gestörtheit, alle Disharmonie und Übelkeit mit sich fort und dies alles wurde im strahlenden Schein der Lichtfigur sogleich automatisch »entsorgt« bzw. aufgelöst. Ich selbst verfolgte diesen Vorgang aktiv mit dem Gedanken:

»Möge mir geholfen sein, möge ich davon befreit sein.«

Es war ein Lernprozess, zu erkennen, dass es wirklich möglich war, alles – jede Art von Störung – einfach abgeben und loslassen zu können. Die ganzen Gefühle von Übelkeit, Verstörtheit und Aufruhr verschwanden innerhalb kürzester Zeit, als hätten sie nie existiert.

Anschließend stellte sich die Empfindung ein, dass der entstandene Freiraum in meinem Magen, den zuvor die ganzen unangenehmen Gefühle eingenommen hatten, mit etwas gefüllt werden musste, damit sich der alte Ballast des Traumas nicht wieder neu einnisten und festsetzen konnte. Und so legte ich mir beide Hände auf meinen Solarplexus, wobei ich sie mir als Hände aus reinem göttlichen Licht vorstellte.

Licht war, wie ich bereits erwähnt habe, für mich schon lange zu einem Symbol für liebende Güte, Nachsicht, Vergebung, Heilung, Erlösung sowie die *göttliche Instanz der Vollkommenheit* geworden. Und in dieser Art des Verstehens und der Haltung reiner Liebe ließ ich die Lichthände auf mir ruhen. Auf diese Weise konnte Liebe in meine Mitte einfließen und den Raum einnehmen, der vorher durch Unruhe und Übelkeit besetzt gewesen war.

Liebe ist das höchste Prinzip von Heilung, von Ordnung und von Harmonie. Es ist die göttliche Liebe, das göttliche Licht, das alle Wunder zu vollbringen vermag. Liebe ist die Medizin, die alle Krankheit heilt, indem sie die Angst heilt, denn die Angst ist nur ein verdeckter Ruf nach Liebe. Liebe ist mehr als eine menschliche Emotion, und sie hat auch mit dem, was allgemein unter Liebe verstanden wird, nicht das Geringste zu tun. Wahre, ursprüngliche Liebe stellt keine Besitzansprüche, fällt keine Urteile und nimmt alles gleichermaßen an. Sie entspringt direkt der inneren Quelle unserer göttlichen Essenz. Licht und Liebe gehören zusammen. Es gibt das Eine nicht ohne das Andere. Aber als Eines angerufen, wird es an Wunder grenzende Veränderungen, sowohl im Körper als auch im menschlichen Geist bewirken: Leben wird neu hervorgebracht, die Gesundheit wiederhergestellt, und die Todesangst, wie auch die Todessehnsucht, verschwinden.

Der Liebesstrom kommt nicht aus dem Verstand, und er kann auch nicht mit dem eigenen, persönlichen Willen erzeugt werden. Er kommt, weil wir unsere Vorstellungskraft und Aufmerksamkeit darauf richten und weil wir darum bitten. Oft sagte ich deshalb, indem ich mich gleichzeitig auf das göttliche Licht im Herzzentrum ausrichtete:

»Möge sich göttliche Liebe durch mich ausdehnen und alles in mir heilen, was der Heilung bedarf.«

Jeder hat Zugang zu dieser allmächtigen, allgegenwärtigen und heilenden Kraft im Herzen. Vom logischdenkenden Verstand kann diese Dimension jedoch nie erfasst oder erfahren werden. Wir müssen erst lernen, unsere Aufmerksamkeit von seinem unentwegten Geplapper abzulenken und sie auf die Stille in unserem Herzen zu richten. Ist dieses *eine Prinzip* der alles annehmenden Liebe erst einmal aktiviert worden, wird es sich von selbst über den Herzraum hinaus bis in die Unendlichkeit ausdehnen. Es wird sein Werk in dieser Welt tun – überall da, wo es angerufen, wo es willkommen geheißen und wo es angenommen wird.

> *»Möge mich die Liebe heilen.*
> *Möge dich die Liebe heilen.*
> *Möge diese Welt von der Liebe erleuchtet*
> *und erhellt werden.*
> *Möge die Liebe uns alle führen.«*

Was für die Seele eine Befreiung ist, erlebt das handelnde Ego als ein Sterben: als ein Abstreifen von Blättern, bis nur noch der nackte Stamm übrig bleibt. Dieses Abstreifen wird in dem nachfolgenden chinesischen Märchen beschrieben, das durch die China-Missionarin G. Duell Britt im Westen bekannt geworden ist. Dieses Märchen vom Bambus spiegelt in einer wunderschönen Form das wider, was sich seit dem Gehirnaneurysma in meinem eigenen Leben ereignet hat. Ohne dieses im wahrsten Sinne des Wortes zutiefst einschneidende Erlebnis hätten all die Lichtübungen und die damit verbundene Heilung und Erlösung niemals auf diese Weise stattfinden können:

Die Geschichte vom Bambus
Es war einmal ein wunderschöner Garten. Er lag mitten in einem großen Königreich. Dort pflegte der Herr des Gartens in der Hitze des Tages spazieren zu gehen. Ein edler

Bambusbaum war ihm der schönste und liebste von allen Bäumen, ja sogar von allen Pflanzen und Gewächsen im ganzen Garten. Jahr für Jahr wuchs der Bambus und wurde immer anmutiger. Er wusste wohl, dass der Herr ihn liebte und seine Freude an ihm hatte.

Eines Tages näherte sich der Herr seinem geliebten Baum, und in einem Gefühl großer Verehrung neigte der Bambus seinen mächtigen Kopf zur Erde. Der Herr sprach zu ihm: »Lieber Bambus, ich brauche dich.« Es schien, als sei der Tag aller Tage gekommen, der Tag, für den der Baum geschaffen worden war. Der Bambus antwortete leise: »Herr, ich bin bereit. Gebrauche mich, wie du willst!«

»Bambus«, die Stimme des Herrn wurde ernst, »um dich zu gebrauchen, muss ich dich beschneiden.«

»Mich beschneiden? Mich, den du zum Schönsten in deinem Garten gemacht hast?! Nein, tu das nicht, bitte nicht. Verwende mich doch zu deiner Freude, Herr, aber bitte beschneide mich nicht!«

»Mein geliebter Bambus«, die Stimme des Herrn wurde noch ernster, »wenn ich dich nicht beschneide, kann ich dich nicht gebrauchen!« Im Garten wurde es ganz still. Der Wind hielt den Atem an. Langsam beugte der Bambus seinen herrlichen Kopf. Dann flüsterte er: »Herr, wenn du mich nicht gebrauchen kannst, ohne mich zu beschneiden, dann tu mit mir, wie du willst, und beschneide mich.«

»Mein geliebter Bambus, ich muss dir aber auch deine Blätter und Äste abschneiden.«

»Ach Herr, davor bewahre mich! Zerstöre meine Schönheit, aber lass mir doch bitte Blätter und Äste!«

»Wenn ich sie dir nicht abhaue, kann ich dich nicht gebrauchen.« Die Sonne versteckte ihr Gesicht. Ein Schmetterling flog ängstlich davon. Und der Bambus, zitternd vor dem, was auf ihn zukam, sagte ganz leise: »Herr, schlag sie ab.«

»Mein Bambus, ich muss dir noch mehr antun. Ich muss dich mitten durchschneiden und dein Herz herausnehmen. Wenn ich das nicht tue, kann ich dich nicht gebrauchen.« Da neigte sich der Bambus bis zur Erde: »Herr, schneide und teile.«

So beschnitt der Herr des Gartens den Bambus, hieb seine Äste ab, streifte seine Blätter ab, teilte ihn in zwei Teile und schnitt sein Herz heraus. Dann trug er ihn dahin, wo aus einer Quelle frisches, sprudelndes Wasser sprang, mitten in die trockenen Felder. Dort legte der Herr vorsichtig seinen geliebten Baum, den Bambus auf den Boden. Das eine Ende des abgeschlagenen Stammes verband er mit der Quelle, das andere führte er zur Wasserrinne im Feld. Die Quelle sang ein Willkommen, und das klare, glitzernde Wasser schoss freudig durch den zerschlagenen Körper des Bambus in den Kanal und floss auf die dürren Felder, die so darauf gewartet hatten. Dann wurde der Reis gepflanzt. Die Tage vergingen, und die Saat wuchs und die Erntezeit kam.

So wurde der einst so herrliche Bambus zum großen und millionenfachen Segen. Als er noch groß und schön war, wuchs er nur für sich selbst und freute sich an seiner eigenen Schönheit. Aber als er sich hingegeben hatte, wurde er zum Kanal, den der Herr gebrauchte, um sein Land fruchtbar zu machen.[1]

Teil II

IM SCHEITERN DES ALTEN
LIEGT BEREITS DER KEIM
DES NEUEN.

Verfasser unbekannt

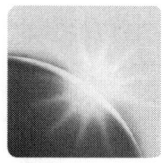

Vom Gestern zum Heute

Das Trauma nach meiner Operation war nicht das erste derartige Erlebnis für mich. Meine Scheidung vor fast zehn Jahren hatte mich genauso, wenn auch auf eine andere Art und Weise, in tiefstes Leid gestürzt. Dieses Ereignis hatte mir damals den Boden unter den Füßen weggezogen und die Bewältigung vieler Emotionen erforderlich gemacht. Aus heutiger Sicht bin ich dankbar für die gemachten Erfahrungen und erscheinen mir die Prozesse von »damals« als notwendige Vorbereitung für das, was ich »heute« zu bewältigen habe.

Von einem Tag auf den anderen hatte damals nach fast 30-jähriger Ehe die Trennung im Raum gestanden. Mein eingebildetes Kartenhaus von Sicherheit und Geborgenheit stürzte krachend in sich zusammen. Auch das war ein Trauma für mich, ein schwerer Schock, ein Erdbeben und gleichzeitig ein Erdrutsch, direkt hinein in die Hölle teuflischster, nie gekannter Emotionen, als da wären: mörderische Wut, lodernder Zorn, pure Angriffslust, gallige Verbitterung, nagende Eifersucht, tiefste Traurigkeit.

Mit dem Satz: »*Auch dafür liebe ich mich!*« war es mir möglich, dem emotionalen Geschehen wertfrei, aber umso aufmerksamer entgegenzutreten. Ich schaute einfach nur auf das, was da in mir brodelte, kochte, siedete, zischte, blubberte. Auf dem Höhepunkt der entfesselten, inneren Energiebewegungen wandelte sich jede Emotion in »Dampf«, d. h. sie löste sich in nichts auf, so als hätte sie nie in mir gewütet. Was übrig blieb, waren nur Stille und Frieden. Die Emotionen hatten sozusagen ihre Energie aufgebraucht. Das war nur möglich, weil ich sie nicht länger unterdrückt, sondern ihnen freien Lauf gelassen hatte, auch wenn dieser Vorgang sehr lange gedauert hatte und sehr schmerzhaft gewesen war. Doch dahinter erwartete mich zur Belohnung Liebe und Vergebung.

Emotionen sind Energie

Emotionen sind Energie, und es gibt nur eine Energie, die jeweils der menschlichen Reaktion auf ein Ereignis entspricht: Reagieren wir friedvoll und gelassen auf ein Geschehen, werden auch die Reaktionen friedvoll und gelassen sein. Reagieren wir aufgebracht oder erbost, wird sich diese Energie in Ärger, Trübsinn, Wut oder Zorn äußern.

Wir sollten über Emotionen und Energie Folgendes wissen:

a) Jede gedankliche Beschäftigung mit der Vergangenheit, egal wie lange sie bereits zurückliegt, jede noch so kleine Erinnerung wird sofort die entsprechende emotionale Energie zum Fließen bringen. Die Vergangenheit ist vergangen, sie ist unwiderruflich tot und daher nicht mehr real. Doch der Verstand hat die Macht, die Emotionen von damals sofort wieder ins Bewusstsein zurückzubringen, die freudvollen genauso wie die leidvollen. Das gleiche gilt für die gedankliche Beschäftigung mit der Zukunft: Sie ist noch nicht existent, und daher sind alle Grübeleien und Sorgen über sie nur Vorstellungen. Lassen wir also die Vergangenheit ruhen und die Zukunft außen vor. Beide existieren nicht im *Jetzt*. Das *Jetzt*, dieser Moment, ist alles, was es gibt, es ist die einzige Wirklichkeit, es wird nie mehr als das *Jetzt* geben.

b) Emotionale Energie ist in höchstem Maße »ansteckend«. Ist jemand in unserer näheren Umgebung wütend, ärgerlich, verwirrt oder traurig, werden wir das sofort spüren und uns selbst automatisch »schlechter« fühlen. Sind wir nicht achtsam genug, werden wir davon infiziert und zwangsläufig auch involviert. Das gleiche geschieht, wenn wir intensiv an jemanden denken oder uns mit »seinen Problemen« beschäftigen. Geister sind verbunden, und deshalb werden wir die Auswirkungen sofort emotional wahrnehmen. Es ist sehr viel besser, den »anderen« zu segnen, z. B. mit »Mögest du vollkommen in Gleichgewicht und Harmonie sein«, und uns dann gedanklich nicht weiter damit zu beschäftigen. Eine größere Hilfe für einen Mitmenschen, der kurzzeitig von einem Ereignis »aus der Bahn geworfen« wurde, kann es nicht geben. Bedenken wir, dass alle Segnungen auch uns selbst segnen. Was wir einem Mitmenschen gedanklich sagen, das sagen wir gleichzeitig zu uns selbst. Das wird unseren Schutzschild , unsere Aura, stark machen, es wird unsere Augen zum Funkeln und Strahlen bringen. Es wird uns unbesiegbar machen. Unbesiegbar in dem Sinne, dass uns das Meer emotionaler Energie nicht mehr »verschlingen« kann.

c) Solange der Mensch in ein emotionales Chaos verstrickt ist, egal auf welche Weise dies auch entstanden ist, sei es durch eine eigene Reaktion, durch eine Erinnerung an ein Ereignis, durch die Beschäftigung mit der Zukunft oder durch die Verstrickung in das emotionale Geschehen eines Mitmenschen, wird unsere Schöpferkraft brachliegen, d. h. unsere Gedanken werden schwach und ohne Wirkung sein.

Wir haben die Wahl. Wir können uns dafür entscheiden, im emotionalen Durcheinander zu verbleiben und dieses zu durchleiden und damit zu »verdampfen«, oder aber bewusst in den neutralen Zustand einzutreten. Nur durch das bewusste Heraustreten aus dem emotionalen Geschehen werden sich innerhalb weniger Minuten unsere Gedanken wieder in voller schöpferischer Wirkung entfalten können. Nur dieser emotional neutrale Zustand vermag uns unsere Kraft zurückzubringen. Damals, in der Zeit meiner Scheidung, wusste ich noch nichts über diesen Zustand der inneren Neutralität. Ich sah die vielen heftigen Emotionen einfach als zu mir gehörend an, durchlebte sie bewusst und wartete, dass sie von selbst schwächer wurden. Auch dieser Weg führte mich ans Ziel innerer Ausgeglichenheit, dauerte jedoch deutlich länger und war sehr viel schwieriger.

Der neutrale Zustand

Der neutrale Zustand findet sich sehr schnell und mühelos ein, wenn wir kurzzeitig mit Hilfe unserer Vorstellungskraft in die Lichtfigur eintreten. Mit ein wenig Übung ist dies sogar während unserer Alltagsbeschäftigungen möglich. Dann genügt es, einen einzigen schöpferischen Impuls auszusenden, z. B.

»Möge ich in meiner Kraft sein.
Möge ich sicher und beschützt sein.
Möge ich Freude und Spaß am Leben haben.
Möge ich mich vollkommen am Leben erfreuen.
Ich habe alle Hilfe.«

Um mehr brauchen wir uns nicht zu kümmern. Das göttliche Licht wird seinen Teil tun, wenn wir den unseren tun.

Der Gedanke »Ich habe alle Hilfe« begleitete mich seit der Scheidung fast unentwegt. Ich hatte mich als Masseurin selbstständig gemacht und egal, ob die Werbung gerade nicht »flutschte« oder kein Geld im Haus war, der Satz fand überall segensreich seine Anwendung. Und es kamen immer die »richtigen« Hinweise und auch die »richtigen« Menschen, die mich mit Rat und Tat, aber auch finanziell unterstützten. Auf jedem Gebiet und in jeglicher Art hatte ich immer genau die Hilfe und Unterstützung, die gerade notwendig war, zwar nicht immer so, wie ich mir das gewünscht hätte, z. B. durch einen schönen, üppigen Lotteriegewinn, aber immer so, dass es »passte«.

Ich blicke also mit großer Dankbarkeit auf das »Gestern« zurück, denn es hat mir den Weg bereitet, um das »Heute« schöpferisch gestalten zu können.

»Gestern« ging es darum, den Tanz der vielen Emotionen zu bewältigen. »Heute« ist es die Konfrontation mit dem stets anwesenden Tod.

»Gestern« ging es um den »Tod« einer langjährigen Beziehung. »Heute« geht es darum, auch den körperlichen Tod als eine früher oder später eintretende Gewissheit zu akzeptieren.

Und »jetzt« ging es darum, eine grundlegend andere Sichtweise gegenüber dem Tod einzunehmen: ihn nicht länger als einen Feind anzusehen, der Angst und Schrecken verbreitet, sondern als eine Kraft der Erneuerung, die das Alte und Verbrauchte wegnimmt, damit etwas Neues daraus entstehen kann. Und diese neue Sichtweise konnte nur gelingen, indem ich mich auf das ausrichtete, was jenseits des Körpers ewig ist und unveränderlich bleibt: auf das Licht als *das* schöpferische Prinzip des Lebens! Auf das göttliche Licht zu schauen bedeutet, das Leben neu einzuladen. Das Licht nimmt meine Gedanken auf und bringt diese sichtbar in mein Leben.

Der Gedanke »Möge ich tief und fest schlafen und mit neuer Schaffenskraft erwachen« bringt mir genau dieses Wunder. Nacht für Nacht und Tag für Tag – das Wunder eines erholsamen und tiefen Schlafs, das glückliche Erwachen und die neue Kraft, die sich deutlich wahrnehmbar in den Körper ausbreitet und meine Schritte wieder sicher und fest sein lässt. Es ist das göttliche Licht, das mich inspiriert und das mir nicht nur hilft, den Alltag zu meistern, sondern auch, all dies jetzt niederzuschreiben, auch wenn es handschriftlich erfolgt, weil mein linker Arm die Computerarbeit – vorläufig – noch nicht bewältigen kann. Aber:

Ich habe alle Hilfe!

Immer noch und mehr denn je. So tippt mein Sohn diese Art von Tagebuch und Erfahrungsbericht in den Computer ein. Er ist es, der verbessert, wenn meine Konzentrationsfähigkeit nachlässt und die Sätze zu verschachtelt sind. Er ist es, der mir zuhört und damit den Mut gibt, jetzt einfach wieder aufzustehen und alle meine Möglichkeiten auszuschöpfen.

Und das göttliche Licht wird *seinen* Teil tun, damit dieses Büchlein in deine Hände gelangen kann und auch *du* alle Hilfe und alle Segnung erhältst, die *du* jetzt für dein Leben benötigst und auf die *du* ein Anrecht hast. Es ist dein Geburtsrecht, froh, glücklich und erfüllt zu sein, denn auch du bist ein *Kind des Lichts.*

Solange mir die Angst vor dem Tod im Nacken saß, wurde alles zerstörerisch und feindselig. Aber Tod, wo ist dein Schrecken, wenn das ewige Licht gesehen und erkannt ist? Mit dem Kontakt zum unendlichen Licht, dem schöpferischen Lebensprinzip selbst, wird alles zu Liebe und das Leben freundlich und wohlwollend. Wir alle haben eine unendliche Seele. Wir alle sind *ein* unendliches Wesen, und dieses Wesen braucht die Ausdehnung und die Grenzenlosigkeit des Lichts. Dies ist so notwendig, wie es für den Körper lebensnotwendig ist, ein- und auszuatmen.

Der Phönix aus der Asche

Ein Sprichwort sagt: Immer wenn sich eine Tür schließt, öffnet sich eine neue. Und das stimmt in der Tat. Niemals mehr sollte das »Sterben« von etwas »Altem« betrauert werden. Niemals mehr sollte es uns in Angst und Verzweiflung stürzen. Egal, ob ein alter Job dahin ist: Die Schöpferkraft wird dir etwas Besseres dafür besorgen! Egal, ob ein Partner dich verlässt, das Geschäft Konkurs geht oder Geld und Besitz verloren gehen. Es ist immer das Zeichen dafür, dass sich eine höhere Entwicklung in Gang gesetzt hat. Es ist das Zeichen dafür, dass etwas Neues in unser Leben eintreten möchte.

Das Leben, die Schöpfung, kennt keinen Stillstand und keine Stagnation, sondern nur Wachstum und Weiterentwicklung. Es wird uns zeigen, wohin unser Weg führt. Sei es, dass uns eine neue Aufgabe übertragen wird, sich eine größere Kreativität offenbart, wir die Zeit bekommen für mehr Innerlichkeit und Nähe zu uns selbst oder sich die Möglichkeiten für mehr Überfluss und Fülle auftun.

Das Leben hat immer recht, denn es will uns, und damit sich selbst, aus jeder Enge und Begrenztheit und aus jeglicher Art von

Stagnation herausführen. Es will, dass wir mit leichtem Schritt, ja fast schon gelassen schlendernd, das Alte hinter uns lassen und dem Neuen offen und neugierig entgegenschauen.

Das Leben ist in höchstem Maße kreativ und schöpferisch, es wird immer die Mittel und Wege finden, uns dem Alten, Stagnierenden zu entreißen, damit es uns auf neue Wege führen kann. Achten wir auf die Zeichen, auf die Stoppschilder, die das Leben vor uns aufbaut. Ein Stoppschild gebietet: »*Halt*!«

Du merkst es selbst: Du hast keine wirkliche Freude mehr an dem, was du tust – an deinem Job, an deiner Partnerschaft, an all den oberflächlichen Vergnügungen, die bisher dein Leben bestimmt haben. Und wenn die Freude an etwas fehlt, beginnen Öde, Langeweile und Unzufriedenheit. Und genau davon will uns das Leben befreien. Es wird all das Scheitern und Zerbrechen des Alten zulassen, damit wir endlich aus dem heraustreten, was bisher unser Leben bestimmt hat. Nur das Leben, das Licht, hat den Überblick über alles, den ultimativen »Masterplan«, nicht wir. Und deshalb können wir uns aus unserer persönlichen Begrenztheit heraus überhaupt kein Urteil erlauben. Über nichts, nicht einmal über uns selbst! Wir wären gar nicht in der Lage, über alle Umstände, Verschachtelungen und Zwecke des Lebens Bescheid zu wissen. Das einzig gültige Urteil ist das »Urteil« des Lebens und somit des Lichts. Und dies besagt:

Alles ist gut, so wie es jetzt ist.

Das Einzige, das wir machen können, ist, uns zu entscheiden, uns dem Leben nicht länger zu widersetzen und stattdessen in unseren natürlichen Zustand zurückzukehren, nämlich in ein Leben in Leichtigkeit, Freude und Glück.

Den Ruf hören

Wenn sich in einem Menschen das Verlangen regt, das Licht der Wahrheit zu erfahren, wenn er zu spüren beginnt, dass etwas nach ihm ruft, wenn er fühlt, dass er einer höheren Hilfe, Heilung und Führung bedarf und sich im Herzen die Sehnsucht nach Ruhe, Frieden und Liebe regt, dann wird das göttliche Licht auf diesen stummen Hilferuf reagieren. Es wird die Öffnung wahrnehmen, die sich in diesem Menschen vollzogen hat. Und es wird beginnen, ihm entgegenzugehen und ihn in seine liebevolle Umarmung aufzunehmen.

Die Chance nutzen

Auch der Weg zur Wahrheit ist ein allmählicher Prozess, der den Menschen unentwegt auffordert, allen unnötigen Ballast, all die sinnlosen Dinge – seien es Emotionen, Gedanken oder all die Wünsche, z. B. nach einem neuen, noch schickeren Auto, nach noch mehr Geld und Ansehen – endlich beiseitezulegen. Man muss lernen, »einfach« zu sein. Damit ist nicht gemeint, auf äußerlichen Besitz zu verzichten, sondern man muss innerlich frei davon werden. Wer beim Entfernen bestimmter Dinge bei sich ein Gefühl von Verlust verspürt, hat sich innerlich nicht davon befreit.

Unser Verstand ist gleichzeitig eine Problemwälzmaschine und eine Wunschfabrik. Wunsch über Wunsch wird wie am Fließband produziert und das menschliche Glück von dessen Erfüllung abhängig gemacht. Doch das Glück, gehen diese Wünsche dann endlich in Erfüllung, währt nur kurz. Schon bald bereits wird ein neues, noch tolleres Wunschbild fabriziert. So geht es endlos weiter. Vom Verstand können keine Erlösung und Heilung kommen, denn er sucht das Glück am verkehrten Platz, nämlich im »Außen«.

Zumindest zeitweise muss der Mensch aus dieser unaufhörlichen Gedankenmaschinerie herauszutreten lernen. Es ist möglich, Gedanken nicht weiterzuentwickeln, d. h. jeden unnötigen und leidvollen Gedankengang oder jede Gedankenkette zu unterbrechen.

Meine Methode war und ist immer noch, innerlich sofort an das göttliche Licht zu denken und dann meine Aufmerksamkeit nur noch darauf zu lenken. Damit war dem rastlosen Verstand der Nährboden entzogen.

Ausschlaggebend ist immer, worauf unsere Aufmerksamkeit gerichtet ist. Denn worauf der Mensch seinen Fokus richtet, davon wird er selbst angezogen.

In wissenschaftlichen Experimenten sollte ein Teilnehmer mit verbundenen Augen auf einer sehr breiten Straße mit dem Fahrrad fahren. Ihm wurde gesagt, dass sich ganz am Rand dieser Straße eine Linie befinde, die er auf keinen Fall überfahren dürfe. Die Linie befand sich mindestens zehn Meter von dem Teilnehmer entfernt. Wäre er einfach geradeaus weitergefahren, hätte er den Strich also niemals berührt. Doch sein Geist dachte immerzu daran, auf gar keinen Fall die Linie zu kreuzen, sodass er unweigerlich immer näher auf den Rand zusteuerte und schließlich die Linie überfuhr.

Und so läuft es auch im »richtigen« Leben. Nicht nur, dass die Angst immer größer wird, wenn man sich mit ihr beschäftigt, nein, auch umso magnetischer zieht man entsprechende Resultate an.

◊ Wenn Menschen Angst haben und ihren Geist auf Angst abstimmen, wird sich diese physisch manifestieren, d. h. sie wird Wirklichkeit werden.

◊ Wenn Menschen lieben, ist der Geist auf Liebe abgestimmt und sie wird wachsen, sie wird ausstrahlen, und der Mensch beginnt zu fühlen, dass das Leben gut und lebenswert ist. Er wird sich mit dem ganzen Leben verbunden fühlen.

◊ Eine Abstimmung auf das göttliche Licht, anstatt auf uns selbst im Sinne von unserem Verstand oder unserer Person, wird uns empfänglich und offen machen für all den Segen, die das Licht uns geben möchte.

Die Entscheidung, die Aufmerksamkeit auf das göttliche Licht zu richten, kann jederzeit, in jedem Moment, getroffen werden, sogar mitten im größten Alltagstrubel. Dann beruhigen sich die Gedanken, verlangsamen sich und kommen schließlich ganz zum Stillstand.

Solange noch ein »persönliches« Interesse an irgendwelchen Gedankenspielen besteht, besteht auch ein Interesse an Konflikt, denn der Verstand wird immer hin- und herschwanken zwischen Mögen und Nicht-Mögen. Und dieser Konflikt wird dem Menschen den Zugang zum göttlichen Licht verschließen.

Es ist gerade die Unwissenheit des Verstandes, und gleichzeitig seine Besserwisserei, die uns Menschen daran hindern, unser wahres *Selbst* zu erkennen. Der Verstand wird sich immer mit dem Körper gleichsetzen. Aber Körper und Verstand werden geboren und müssen auch sterben. Das göttliche Licht des *Selbst* aber stirbt nie, es ist das bloße *Sein*. Das göttliche Licht ist die klare, reine Existenz des *Seins*. Der Verstand glaubt, er müsse sich das Licht erwerben, aber das ist unmöglich. Wie sollten wir etwas »erwerben« oder uns »aneignen« können, das stets zugegen ist?

Das göttliche Licht kann weder entfernt noch angeeignet werden. Man kann es nur mit der Unwissenheit des Verstandes verhüllen. Doch diese Unwissenheit betrifft in keiner Weise das Licht des *Selbst*. Das menschliche Denken, verstrickt im Wirrwarr von etwa 80.000 Gedanken pro Tag, wird fast automatisch die göttliche, unsterbliche Dimension des Lichts vergessen.

Solange der Mensch den unentwegten Machtspielen des Verstandes nicht bewusst Einhalt gebietet, wird er auch weiterhin mit dem Körper identifiziert bleiben. Das ist es, was ich als »Unwissenheit«, als eine Torheit und als einen grundlegenden Irrtum betrachte.

Das kleine »Ichlein«, das sich mit dem begrenzten Körper-Verstand-Organismus gleichsetzt, ähnelt einer winzigen Nussschale, die auf den Wellen des Ozeans – hilflos von Winden und Böen gepeitscht – umhertorkelt. Ohne Richtung, orientierungslos und allem Geschehen ohnmächtig ausgeliefert. Dieses kleine »Ichlein« wird und muss untergehen. Es muss sich im unendlichen Ozean auflösen. Und genau in diesem Untergehen, in diesem Aufgeben, geschieht das Wunder aller Wunder: Das »Ichlein« verschwindet, es löst sich auf in der Grenzenlosigkeit und in der Tiefe eines ewigen Ozeans. Es wird wieder *Eins* mit dem *Einen* großen *Ich* des ozeanischen Bewusstseins. Dieses große *Ich* ist die Wahrheit – die einzige Wirklichkeit. Es ist das wahre, strahlende, lebendige und unsterbliche *Sein*.

Sagen wir und meinen wir es auch ehrlich im Herzen:

»Möge ich frei sein von Irrtum und frei sein von Verwirrung.
Möge ich die Wahrheit erkennen und möge sie mich befreien.«

Und ganz genauso wird es geschehen! Das göttliche Licht ist die Einheit, nicht die Vielfalt der unterschiedlichsten Körper und Formen. Nur in der Einheit sind wir glückselig und nur in der Unendlichkeit sind wir wirklich zu Hause. Verschmelzen wir mit dem Licht! Es gibt keine Dualität, kein »Ich und das Licht«. Denn nur das göttliche Licht *Ist* und nur *Es* ist unsere wahre ewige Essenz.

Das äußere Leben gleicht einer Fata Morgana. Fiktiv, illusorisch, trügerisch und vergänglich. Alles, was sich wandeln und verändern kann, ist nicht die Wirklichkeit. Die Wirklichkeit ist unwandelbar und unveränderlich.

Verweilen wir mit unserer Aufmerksamkeit beim göttlichen Licht, denn damit richten wir uns auf die unvergängliche Wirklichkeit aus.

Dieser Vorgang wird begleitet von unseren Bitten, die wir dem göttlichen Licht übergeben. Aber es ist die göttliche Gnade und Barmherzigkeit, die liebevolle Güte des Lichts, das uns entgegeneilt, uns in seine Arme schließt und all das bewirken wird, was jetzt Neues in unserem Leben sein soll. Wir sind nicht die »Macher«!

Für mich ist es zur besten Übung geworden, mich dem Licht vollkommen zu übergeben und *Ihm*, und nur *Ihm*, all mein Vertrauen zu schenken. Ich erlaube meinem Verstand nicht mehr die kleinste Abweichung von dieser höchsten Ausrichtung. Es ist der ruhelose Verstand, der dieser Art von Zügelung bedarf, denn er wird immer dazu tendieren, seine Neigungen, seine Vorlieben und seine Abneigungen umzusetzen. Aber wer sein Schicksal zum Besseren wenden will, muss sich irgendwann der *Höheren Macht* anvertrauen. Er muss über den Schatten des Verstandes hinwegsteigen und sich dem bewusst zuwenden, was wirklich machtvoll und wirklich schöpferisch ist.

Wir sind nie verlassen! Wir sind nie allein! Das göttliche Licht ist immer hier. Selbst wenn im Außen scheinbar gerade »nichts« passiert und scheinbar keine Bewegung stattfindet. Das Licht ist immer anwesend und niemals untätig. Auf der ganzen Welt ist es am Werk, denn es treibt im Verborgenen das Erwachen der ganzen Schöpfung voran.

Es will sich *selbst* erkennen!

Das göttliche Licht ist in uns und um uns herum, *es* wohnt in jeder Form, jedem Mensch, jedem Tier, jedem Stein. Kurz in *allem*, was existiert. Ein Mensch, der dieses Prinzip verinnerlicht hat, ändert automatisch sein Verhalten, um dem Göttlichen zu »gefallen«. Dies geschieht ganz natürlich und ohne Anstrengung. Die Vorstellung, dass es über uns wacht, uns beschützt, uns bei jeder Handlung hilft und uns auf die richtige Art und Weise inspiriert, lässt uns einen unpersönlichen Standpunkt und eine höhere Sichtweise annehmen. Somit wird das göttliche Licht zu unserem besten Freund und Helfer.

Das Leben beginnt neu

Gerade in Zeiten größter Not und allertiefster Erschütterung, in denen der verdunkelte Zustand der Ausweglosigkeit vorzuherrschen scheint, wird uns die Chance auf ein neues Leben eröffnet. Wenn ein traumatisches Ereignis die Grundfesten des menschlichen Daseins zutiefst erschüttert und der Mensch seine Belastungsgrenze erreicht hat, dann bedarf es Gott, sowie seiner Liebe, Fürsorge und Führung. Sich in qualvollen Zeiten an das göttliche Licht zu wenden, wird den Wendepunkt zum Besseren einleiten.

Vergessen wir nicht, dass das Licht stets bemüht ist, sich selbst wiederzuerkennen. Wie sonst könnte es uns aus unseren süßen, oberflächlichen Träumen aufwecken, wenn nicht durch diese schrecklichen Ereignisse, die unsere eingebildete, trügerische Vorstellung von Sicherheit im Nu in sich zusammenfallen lassen! Dieser neue Abschnitt in der menschlichen Entwicklung, die göttliche Erfahrung, ist das Erleben der nährenden und tragenden Kraft, die sich um uns kümmert und uns liebt. Wir werden beginnen, uns innerlich an das göttliche Licht anzulehnen und wir werden seine Sanftheit und Liebe zu spüren bekommen.

Das Leben beginnt neu. Die Zuwendung zum Göttlichen, zum Licht, bewirkt, dass wir neu gestärkt ins Leben zurückkehren, mit einem größeren Herzen, das sich in liebender Fürsorge den Mitmenschen, aber auch der Natur und seinen Geschöpfen zuwendet. Dann wird eine neue und tiefere Achtsamkeit unser stetiger Begleiter sein. Nichts wird mehr so sein, wie es zuvor war – bedingt durch das göttliche Licht! Es ist eine Sache der Übung, aus unseren alten Verhaltensmustern auszusteigen und neues Terrain zu beschreiten. Rückschläge gehören dazu und gehen vorüber, wir müssen nur immer wieder aufs Neue aufstehen und es noch einmal versuchen.

Das innere Trümmerfeld

Die Verarbeitung eines Traumas erstreckt sich in der Regel über einen längeren Zeitraum von ein bis zwei Jahren. So war es damals bei meiner Scheidung, und so wird es mit hoher Wahrscheinlichkeit auch bei meinem heutigen Trauma, der Schreckneurose, sein. Auch wenn die Übungen, wie in Teil I beschrieben, mir die akutesten und heftigsten Panik- und Angstattacken weitestgehend abgenommen hatten, hatte ich von Zeit zu Zeit doch immer wieder mit Rückschlägen in Form von »Schreckattacken« zu kämpfen. Ein kleiner, unbedeutender Anlass im Außen genügte dann, um alles in meiner Körpermitte erneut in hellste Aufregung zu versetzen.

Jede Erschütterung, jeder große Schreck betrifft in erster Linie die unzähligen, vielen tausend Nerven, die durch den ganzen Körper führen und vor allem im Magenbereich, im Solarplexus, zusammenlaufen. Der anhaltende psychische Druck eines Traumas wird jeden davon Betroffenen über eine längere Zeit leidvoll begleiten. Die wesentlichen Schritte im Umgang mit diesen »Schreckempfindungen« und ihren verheerenden Auswirkungen waren, unterstützt durch die im ersten Teil beschriebenen Lichtübungen, alles neutral zu beobachten und einfach da sein zu lassen, damit weder eine Verdrängung noch eine unnötig große Belastung daraus entstehen konnte. Wurde meine Aufmerksamkeit zu sehr von den nervlichen und gefühlsmäßigen Empfindungen gefangen genommen, steigerten sich diese Zustände auf eine höllische Art und Weise fast zu einem inneren Inferno.

Die drei Pfeiler der Verarbeitung von Trauma und Angst waren bei mir:

1. Neutrales Betrachten aller Empfindungen von Schreck und Entsetzen, wann immer sie auftauchten.

2. Bewusstes und sofortiges Umlenken der Aufmerksamkeit auf das Licht mit Hilfe meiner Vorstellungskraft.

3. Flexibilität in der Auswahl der richtigen Übung.

Das eine Mal wird die eine Übung besser anschlagen, ein anderes Mal eine andere. Und manchmal wird vielleicht sogar erst eine Kombination aus mehreren verschiedenen den erhofften Ruhezustand herbeiführen. Wesentlich ist immer, nicht im Schreckgeschehen zu verharren, sondern einen anderen Bezugspunkt anzupeilen und darauf ausgerichtet zu bleiben.

Manchmal genügte es schon, meine Aufmerksamkeit nur auf meine Wirbelsäule auszurichten oder mich gedanklich in sie hineinzuversetzen. Diese Vorgehensweise beruhigte bereits innerhalb kürzester Zeit spürbar alle Nerven. Intensiv lösend und befreiend war auch die Vorstellung, mir meine Wirbelsäule als eine silbern schimmernde Perlenkette vorzustellen, in der langsam und stetig das göttliche Licht pulsierte.

Es waren einfach »nur« diese Vorstellungen, die mir wieder einen Hauch von Glück, Befreiung und Stille zurückbrachten. Oft begleitete ich diese heilenden Zustände mit den Gedanken:

Ich bin frei und ungebunden, doch in mir ist alles bewusst.

Meine Magengegend fühlte sich von Zeit zu Zeit jedoch weiterhin wie eine große Glasscheibe an, die durch eine äußere Gewalteinwirkung, wie mit einer Panzerfaust, brutal in tausend Splitter zerschmettert worden war. Das bedeutete, vor einem inneren Scherbenhaufen zu sitzen und daraus nicht mehr aus eigener Kraft heraus zu können. Neben der Übung mit der Perlenkette atmete ich zusätzlich immer wieder in meine Lichtfigur ein und aus, die sich dank meiner Vorstellungskraft stets Fuß an Fuß mit mir befand, und übergab ihr auf diese Weise all das, was in mir los war. Mit tiefen und bewussten Atemzügen ließ ich golden schimmerndes Licht in meinen ganzen Körper einströmen, ließ alles Belastende von diesem reinigenden Licht mitnehmen und atmete danach ganz langsam und aufmerksam wieder ins Licht aus. Gleichzeitig damit sandte ich meinen lautlosen Hilferuf:

Ich bitte um Hilfe, weil ich aus mir selbst heraus nichts mehr zu tun vermag.

Ich glaube, dass es diese »Übergabe« an die höhere Macht gewesen ist, die mir als ersten wesentlichen Schritt das »fühlende Annehmen« ermöglichte. Ich begann, das innere Trümmerfeld zu akzeptieren.

Fühlende Akzeptanz

Das innere Trümmerfeld wollte und musste auf fühlende Weise angenommen werden, denn das war die Voraussetzung für Heilung und Änderung. Das war sehr schwer für mich, denn ich musste alles so akzeptieren, wie es gerade war und wie es sich anfühlte.

Schonungslose Akzeptanz bedeutete für mich ebenfalls die Erkenntnis, dass ich ein ziemlich komischer und anstrengender Mensch für meine Familie geworden war, und auch, dass ich meine selbstständige Tätigkeit als Masseurin nicht mehr aufnehmen, nicht mehr Auto fahren konnte und ich von den finanziellen Zuwendungen meiner Familie abhängig war. Akzeptanz bedeutete auch, das zu akzeptieren, was ich gerade nicht akzeptieren konnte. Ich akzeptierte sozusagen sogar meine »Nicht-Akzeptanz«.

Jeder Widerstand gegen einen bestimmten Umstand baute in mir fast augenblicklich einen starken, spürbaren Druck in Herz- oder Magengegend auf. »Gegen« etwas zu sein, das aber jetzt im Leben unumstößlich »da« ist, bedeutet immer Kampf, Stress und Anspannung. Solange ich »gegen« etwas war, kämpfte ich auf verlorenem Posten. Ich kämpfte gegen mich selbst, und das war keine Heilung und auch keine Weiterentwicklung. Ich hing fest, im Innen wie im Außen. Es funktionierte gar nichts mehr! Es ist so, als würde man in ein kleines, munter fließendes Bächlein einen großen Stein hineinwerfen und ihn dadurch aufstauen. Ein solcher »Stau« unterbrach aber nicht nur die Verbindung zum göttlichen Licht und damit zum Leben, sondern schnitt auch den Kontakt zur inneren Führung ab.

In meiner Rehazeit zum Beispiel musste ich diesen Umstand deutlich am eigenen Leib erfahren. Die Anwendungen kamen mir so anstrengend vor und die vielen Menschen um mich herum »nervten« einfach nur noch. Weder mein Zimmer noch das Essen passten mir. Ich war im Widerstand gegen alles! Nichts konnte mich aufmuntern. Kein Wunder, dass ich mich schlaflos im Bett wälzte, dass der operierte Kopf dröhnte, bis mir angst und bange wurde, dass der Blutdruck seine Kapriolen schlug und mir fast die Luft zum Atmen wegblieb.

Zum Glück ging mir dann schließlich doch noch ein »Licht« auf, und mit ihm die Erkenntnis, dass alles nur mit meinem mentalen Widerstand zusammenhing, den ich so fleißig »kultivierte«. Also probierte ich das Gegenteil aus. Ich sagte mir: »Okay, ich bin hier an diesem Ort, und ich bin damit einverstanden. Ich bin mit diesem Zimmer, dem Essen, mit den Menschen um mich herum und mit den Anwendungen ganz genauso einverstanden, wie sie sind.«

Und siehe da, genau diese Vorgehensweise leitete den Wendepunkt und damit eine schnelle und spürbare »Gesundung« ein. Ich atmete deutlich leichter, schlief wieder etwas besser und schmunzelte sogar bei entsprechenden Witzchen. Der Druck, der schwere Stein auf meinem Herzen, fiel von mir ab. Und kurze Zeit nach dieser »Friedenspfeife mit mir selbst« konnte ich sogar endlich nach Hause gehen! Kaum war ich dem Leben wieder wohlgesinnt, war es auch mir gegenüber wieder freundlich und wohlwollend.

Ein Trauma zwingt den Menschen in die tiefste eigene Ehrlichkeit. Es lässt keine Täuschung und keine »Maske« der Freundlichkeit und Gelassenheit zu, angesichts des Trümmerhaufens im Inneren. Ich begann zu akzeptieren, dass ich mich »schlecht« fühlte, und ich erlaubte mir endlich auch entsprechend auszusehen. Keine Vortäuschung mehr durch Make-up, Rouge, Wimperntusche, gefärbte Haare und fotogenes Dauergrinsen. Was für eine große Erleichterung! Ich durfte so sein, wie ich gerade war, und so, wie ich mich gerade fühlte.

Verstand oder Herz

Nachdem ich wieder zu Hause war, war ich nicht mehr in Verbindung mit meinem wahren Selbst, sondern hatte die Zügel wieder meinem urteilenden Verstand überlassen. Und damit konnte das Leben auch keine Liebe mehr auf mich herabregnen lassen. Das ganze Leben lang sind Menschen auf der Suche nach dieser reinen, bedingungslosen Liebe, die nur für sie da ist. Von Geburt an suchen wir danach und verlieren sie doch immer wieder aus den Augen, weil wir uns in unserem täglichen Überlebenskampf und unseren Beziehungsdramen verlieren.

Solange das Licht und damit die wahre, unsterbliche Liebe nicht voll in unserem Herzen erstrahlen, wird es zwischen den Menschen immer Miss- und Unverständnis geben. Denn noch regiert der Verstand, und er ist es, der vor allem Macht und Kontrolle über einen anderen Menschen haben möchte. Der Verstand ist ein Tyrann, ein schrecklicher Diktator und gleichzeitig gegen alles im Widerstand und voller Urteil. Aber wir sind es selbst, die ihm diese Macht zugestehen und ihm ergeben sind. Egal, wie optimal ein Leben auch verlaufen mag – der Verstand verlangt stets nach mehr: mehr Ansehen, mehr Einfluss, mehr Geld, mehr Applaus, mehr Komplimente. Er ist nie wirklich zufrieden. Bekommt er das eine, möchte er auch das andere. Er versucht, alles in Besitz zu nehmen, ganz besonders andere Menschen. Das Ergebnis sind Probleme, die zunehmend die ganze Welt überziehen.

Die Liebe im Herzen will dagegen nichts besitzen, weil sie alles hat, was sich ein Mensch nur wünschen kann. Es ist die Liebe, die alles so annimmt, wie es gerade ist, und schafft dadurch eine friedvolle und heilende Atmosphäre. Die Liebe gibt alle Menschen frei und lässt sie ihre eigenen Wege zu sich nach Hause gehen. Diese Liebe muss wieder erstrahlen, denn sie ist das ewige, göttliche Licht, das im Herzen der Menschen leuchten will.

Das ist die große Chance für jeden von uns, wie auch für mich, zu sagen und es auch wirklich so zu meinen: »Hier bin ich und schreibe dies alles nieder. Mit all meiner Unsicherheit, mit all meinen Mängeln und Schwächen, aber auch mit all meiner Ehrlichkeit. Ich bin hier als ein Werkzeug des *All Einen*.«

Nimm auf, Mensch, was dich zu berühren vermag, und alles andere lasse sein! Du bist frei! Du bist frei, deine eigene Wahl für die Rückkehr nach Hause, in die Liebe, zu treffen. Und egal, wie und wann immer du die Wahl für die Liebe treffen magst – sie wird auf dich im Herzen warten, so wie sie schon seit Äonen auf dich dort gewartet hat, bis du endlich beginnst, auf sie zu schauen, und alles andere ablegst, wie ein unnützes Spielzeug, das zudem bereits kaputt ist. Nur im Licht und in der Liebe sind wir *Eins* und vollkommen sicher, geborgen und beschützt. Das ist das große Glück! Und es kennt kein Gegenteil und kein Ende.

Ein neues Symbol entsteht

Mit der »fühlenden Akzeptanz« kam auch die Liebe zu mir zurück, und liebevoll und annehmend konnte ich auch endlich das innere Trümmerfeld zwischen meine Lichthände nehmen. Es war ein großes »Ja«, auch diese Erfahrung endlich ganz anzunehmen, sie willkommen zu heißen und mich mit ihr auszusöhnen. Es war der Moment, an dem ich aufhörte, nach etwas anderem Ausschau zu halten. Und damit kamen Friede und eine unendlich wohltuende Ruhe über mich. Ich hatte endlich Frieden mit dieser Erfahrung geschlossen, und damit war ich wieder *Eins* mit dem göttlichen Licht. Die Liebe konnte wieder auf mich herab- und in mich hineinfließen. Ein Augenblick des Wunders! Es ist so einfach – lediglich nur die Erfahrung fühlend akzeptieren, nichts weiter! Was sollte ich jetzt noch falsch machen können! Ich habe nichts zu verlieren, denn auch der Tod, wenn er denn kommen will, ist angenommen und akzeptiert und hat somit seinen Schrecken verloren.

Jede Erfahrung, so leidvoll sie uns auch vorkommen mag, ist eine kostenlose Fahrkarte nach Hause. Das Leben ist unser größter Lehrmeister. Es lehrt uns durch unzählige und vielfältige Erfahrungen, und diese sind nur die kostenlosen Eintrittskarten in das Himmelreich des Friedens und der Liebe.

Das Trümmerfeld in mir wandelte sich zwischen meinen Lichthänden von selbst, ganz langsam wie in Zeitlupe, in eine zart schimmernde Lichtkugel, eine strahlende Perle, die alle Scherbensplitter wieder in sich vereinigte – für mich ein neues Symbol für mein wahres, ewiges *Sein*. Das Fühlen des inneren Scherbenhaufens war die Hölle. Das Sehen dieses neuen Symbols dagegen führte mein Wesen in den Himmel.

Das Herz wird unendlich weit

Mit Hilfe der Vorstellungskraft, den Lichtübungen und der fühlenden Akzeptanz entkam ich der Hölle und tauchte als unsterblicher Lichtfunke in die Unendlichkeit des Himmels ein. Wir alle brauchen die Weite und Offenheit des Himmels in uns. Dies ist so lebensnotwendig, wie es für den Körper lebensnotwendig ist zu essen, zu schlafen und zu atmen.

Es sind nur die Angst und der Schrecken über die Erfahrungen, die uns das Leben beschert, welche unser unendliches Wesen hinter dicken Mauern aus Panzerglas einsperren. Irrtümlicherweise glauben wir uns hinter diesen selbst erschaffenen

Mauern sicher und beschützt. Aber diese Sicherheit ist nur eine trügerische Vorstellung, eine Illusion, die sich spätestens dann aufzulösen beginnt, wenn uns das Leben mit entsprechenden Erfahrungen konfrontiert. Das muss so sein, denn das Leben will uns frei und liebend sehen, ganz wie es unserer wahren Natur entspricht. Es gibt keine Sicherheit für den Körper. Dieser *muss* früher oder später sterben. Diese Gefahr begleitet jeden unserer Augenblicke. Aber die Angst vor seiner Zerstörung hält uns zurück, sie begrenzt uns und macht uns eng und klein. Sie erstickt unserem unendlichen Wesen den Lebensfunken. Die Weite des unendlichen Raums ist unsere wirkliche und wahre Heimat. Nur in dieser Grenzenlosigkeit kann unser unendliches, strahlendes und liebendes Wesen überhaupt existieren. Solange diese Ausdehnung, diese Öffnung, nicht stattfindet, wird unsere lichtvolle, freudige Seele – denn so ist ihre wahre Natur – nicht leben, sondern nur dumpf vor sich hin vegetieren. Die Enge wird sich irgendwann als eine schwere Belastung auf unser Gemüt legen und unentwegt nur Leid erzeugen. Aber es ist leicht, von der Enge und der Gefangenschaft wieder in die Grenzenlosigkeit des Himmels einzutreten. Es ist sehr leicht für jeden von uns, einfach deshalb, weil es unserer wahren Natur, unserem unendlichen Wesen entspricht, offen, ausgedehnt, grenzenlos und damit glückselig zu sein.

Spüren wir einfach nur im Herzen, wie sich unser ewiger Lebensfunke, das göttliche Licht in uns, wieder zu regen beginnt. Auch dies ist »nur« eine Vorstellung, aber eine sehr hilfreiche. Sie wird uns neu erschaffen, denn diese Vorstellung führt direkt zurück zur Liebe und Freude des *Seins*.

Dehnen wir unsere innerste, unsichtbare Essenz einfach nur aus: vom Herzen bis zu den Sternen, den Galaxien, um die ganze

Erde und um alle Planeten! Ein einziger großer Raum, so unendlich, so weit, so offen wie der strahlend blaue Himmel. Der Verstand ist begrenzt, aber unser Herz ist grenzenlos. Nur in dieser ewigen Unendlichkeit wird unser wahres Wesen vollkommen froh und glücklich sein, denn in der Unendlichkeit des Himmels ist alles bereits vorhanden, nach dem sich unser Wesen ein Leben lang gesehnt hat. Nur in unserer wahren Natur der Grenzenlosigkeit sind wir auch empfänglich für all die Segnungen, für all das Gute, das uns das Leben unentwegt geben möchte. Wir müssen es nur noch annehmen, mehr ist nicht zu tun.

Dehnen wir unsere unsichtbare, aber lichtvolle Essenz einfach aus – vom Herzen in den Raum um uns herum, weiter über alle Orte, Städte, Länder und Kontinente. Dann werden die Erfahrungen des Lebens, weder Unglück noch Leid, keine Rolle mehr spielen. Sie werden sich einfach auflösen wie eine graue Nebelwand, die nie wirklich existiert hat.

Teil III

EIN PROBLEM KANN NIE AUF DER EBENE GELÖST WERDEN,
AUF DER ES ENTSTANDEN IST.

Albert Einstein

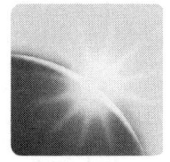

Das Trauma der Welt

Traumata treten nicht nur nach individuellen, schrecklichen Erlebnissen und Ereignissen auf. In Wahrheit liegt unserem ganzen Gesellschaftssystem eine Neurose zugrunde, denn es spiegelt nicht das natürliche Leben wider. Gefühle von Angst, Schrecken, Druck und Zwang widersprechen unserer ursprünglichen Natur, was unseren Geist seit Äonen von Inkarnationen traumatisiert. Das Leben wird in ein enges Korsett gepfercht, basierend auf Angst vor dem körperlichen Tod und der Bedeutungslosigkeit der eigenen Person. Es kann sich nicht frei entfalten, jeder ist in seinen verschiedenen, eingebildeten Rollen verhaftet. Und zu allem Überfluss geben uns unsere zweifelhaften »Moralvorstellungen« noch vor, was richtig und was falsch ist.

Das Leben folgt jedoch keinen vordefinierten starren Linien, wie sie unsere Gesellschaftsformen zu ziehen versuchen. Es ist seiner Natur nach undefiniert, höchst individuell und immer wieder neu.

Dieses Trauma ist so alt wie die Menschheit selbst, und es wächst immer weiter. Es wird sich wohl keiner freiwillig eingestehen, dass er an einer Neurose leidet; doch die Zeit naht, dass diese unbewussten Schichten ins Bewusstsein treten werden. Im Licht können sie gesehen, erkannt und geheilt werden. Die Nacht hat fast ihr Ende erreicht, aber kurz vor Sonnenaufgang ist die Nacht bekanntlich am dunkelsten.

Angst, Gier, Machtstreben

Das Trauma der Welt lastet auf uns allen. Wir brauchen nicht erst die Geschichtsbücher aufzuschlagen, um den roten Faden der

Gewaltherrschaft erkennen zu können. Dazu genügt die tägliche Nachrichtensendung. Immer schon hat der menschliche Geist gewütet und grausame Vernichtungskriege, Sklaverei, Folter und eine Serie beispielloser Gewalt gegenüber allen Formen des Lebens hervorgebracht. Der hochintelligente menschliche Verstand erschuf sich Panzer, Bomben, Flammenwerfer und Giftgas. Die Zerstörung der Sauerstoff produzierenden Wälder, die Tierquälerei in der industriellen Landwirtschaft, die Vergiftung der Flüsse und Meere und vieles mehr setzen sich jetzt gerade in diesem Moment und immerzu fort. Von Gier und Machthunger getrieben, ohne ein Gefühl der Verbundenheit mit dem Ganzen, verharren die Menschen bei einem Verhalten, das nur in ihre eigene Vernichtung führen kann.

Die Menschheit befindet sich in einer Krise. Die Systeme, die scheinbar Sicherheit und Ordnung geben, sind am Zusammenbrechen. Leid, Gewalttaten, Ausbeutung, Spannungen, Konflikte, aber auch Einsamkeit, Depression und Selbstmord nehmen ständig zu. Es ist eine sonderbare Welt, in der wir leben: Menschen fliegen zum Mond und simulieren den Urknall, während anderswo die Menschen verhungern. Die Wirtschaft hat sich verselbstständigt, saugt den Menschen bis zum Letzten aus, um nur noch mehr Gewinn einzufahren und dem System statt dem Menschen zu dienen. Doch wir dürfen nicht erwarten, dass sich die Welt von selbst ändert und bessert. Eine Veränderung kann nur im Inneren eines jeden Einzelnen geschehen.

Angst, Gier und Machtstreben sind dem Menschen nicht »angeboren«. Er ist nicht in seinem Innersten selbstzerstörerisch und wahnsinnig. Auch wenn Konkurrenzkampf und Kriege uns etwas anderes glauben machen wollen, so existiert doch in jedem Menschen ein ewiger Lichtfunke der Güte. Diese innere

Wirklichkeit ist es, die wieder hervorgeholt und kultiviert werden muss. Wir alle sind aufgefordert unsere schöpferische Kraft freizusetzen und zum höchsten Wohle des Gesamten anzuwenden. Nur das vermag überhaupt eine wirkliche Veränderung in dieser Welt zu bewirken.

So wie wir über uns selbst und unsere ganze Umwelt denken, sie beurteilen, so werden wir es auch im Außen sehen und beurteilen. Man kann im Außen keinen dauerhaften Frieden herbeiführen, wenn im Geist weiterhin Krieg herrscht.

Der Mensch ist die »Krone der Schöpfung«. In ihm ist ein Potenzial, eine noch brachliegende Kraft, verborgen, die Neues erschaffen kann. Diese Kraft wird umso stärker, je mehr Menschen lernen, sich dieser Urmacht zuzuwenden, und beginnen, sie auf die »richtige Art und Weise« zu gebrauchen. Bleiben wir mit unserer Aufmerksamkeit auf das ausgerichtet, was verworren, was unbefriedigend, was hässlich und grausam ist, dann werden wir gemeinsam die sehr leidvolle Abwärtsspirale fortsetzen. Wenn unser Denken gleich bleibt und wir weiterhin nur die schon lange abgenutzten, alten Pfade beschreiten, werden die Spannungen und Konflikte und damit versteckten Aggressionen und die stets latent vorhandene Angst weiterhin verzweifelte Situationen erschaffen. Die Selbstmordrate wird noch weiter ansteigen, weil Menschen, vor allem auch die jüngere Generation, nichts mehr mit dieser negativ gepolten, sinnentleerten Welt anzufangen wissen.

Im Selbstmord offenbart sich das gesellschaftliche Drama am eindrucksvollsten, doch keiner sucht die Ursachen dafür im Trauma dieser Welt. Das menschliche Herz hat sich vor den verzweifelten Hilferufen unserer Mitmenschen verschlossen, und die bittend emporgehobene Hand wird nicht kraftvoll umfasst.

Es wird nicht gesagt: »Ich bin da, um dir zu helfen.« Nein, wir schauen weg, umgeben unser Herz mit dicken Mauern und lassen den »anderen« zurück. Wir überlassen ihn seinem Schicksal und seiner Not. Einzelne Hilfsaktionen sind leider nicht in der Lage, das Grundübel an der Wurzel zu packen. Wir sind alle verbunden, und was heute in einem anderen Teil der Welt an Leid und Unglück geschieht, beeinflusst auf der unsichtbaren Ebene auch *uns*, und alles kann *uns* »morgen« genauso geschehen.

Die falsche Identifikation

Der grundlegende Irrtum besteht darin, dass wir uns auf eine zutiefst unbewusste Weise mit unserem Körper, unserem Verstand, unserer Persönlichkeit und auch mit den Dingen um uns herum gleichsetzen. Jeder hält die Rolle, die er gerade im Leben innehat, für seine »Identität«, sei es die Rolle der Mutter, des Familienvaters, des erfolgreichen Managers, des politischen Führers, des Rebellen, des Märtyrers oder die des »armen Schluckers«.

Die kollektive Spielwiese

Gebrauchen wir unsere Vorstellungskraft, um unser individuelles Leben, die Welt und das ganze Geschehen darin, einmal mit einer anderen Sichtweise zu betrachten. Stellen wir uns einfach einmal vor, dass die gesamte Menschheit einen großen, kollektiven Traum träumt. Auf dieser riesigen Spielwiese hat jeder »Mitspieler« einen bestimmten Platz eingenommen. Meistens haben sich die verschiedenen Rollen und Positionen sogar unbeabsichtigt und wie von selbst ergeben. Irgendwie scheint uns das Leben in eine bestimmte Rolle hineinmanövriert zu haben. Und in der Regel wissen wir nicht, warum und weshalb gerade wir eine bestimmte Rolle spielen müssen, die uns womöglich nicht einmal gefällt.

In diesem Traum einer einzigen, großen Spielwiese gibt es viele verschiedene Gruppierungen, viele unterschiedliche Teams und Mannschaften. Hier gibt es einzelne »Kämpfer«, die voranpreschen und ihren Platz, ihren Raum auf dem Spielfeld, vehement verteidigen, rücksichtslos andere Spielfiguren vom Platz fegen und so immer mehr Spielfelder erobern. Dann gibt es die kleinen, wieselflinken Sprinter, die sich durch das ganze Spielgeschehen hindurchschlängeln, jede Lücke ausnutzen und sofort jede Deckung erspähen, um sich dahinter zu verstecken. Oder schauen wir auf die Rollen der »Führernaturen«, wie sie ganze Spielervölker um sich scharen und ihnen Befehle erteilen. Jede Rolle wird erfüllt, ohne einen Blick nach rechts oder links oder gar über das ganze Spielgeschehen hinaus schweifen zu lassen. Zu spannend, zu wichtig wird die eigene aktuelle Rolle genommen, auch wenn es sich nur um eine winzige Nebenrolle handelt.

Es gibt hier aber auch einige wenige »neutrale« Spieler, die keiner speziellen Mannschaft mehr angehören. Sie halten sich bewusst abseits auf oder haben gar schon auf einer der vielen Zuschauertribünen Platz genommen. Von hieraus beobachten sie mit einer gewissen Distanz das ständige »Rotieren«, »Machen« und »Tun« der einzelnen Spieler. Sie mischen sich in nichts mehr ein, sondern schauen nur, sie beobachten einfach das ganze Spielgeschehen aus ihrer Ecke heraus und bleiben dabei neutral, gelassen und glücklich. Diese »Spieler« spielen nicht mehr mit, sie haben alle Rollen abgelegt, weil sie für sich erkannt haben, dass es nur eine Rolle ist und nichts weiter.

Welch große Rolle könnte so ein »Spiel« schon haben? Diese weisen, neutralen Figuren sind es, die sich aus dem Involviertsein in das Spiel befreit haben. Sie kämpfen nicht mehr, sie rennen und hasten nicht mehr von einer Ecke des Spielbretts zur anderen, und sie haben auch das letzte Quäntchen des »Helfen-Wollens« abgelegt. Diese weisen Naturen sind es, die zu neutralen Zuschauern dieses bewegenden Spieles geworden sind. Sie beobachten nur noch ihre eigenen inneren Zustände wie auch die äußeren Spielabläufe, ohne auf irgendetwas besonders zu reagieren. Sie sind weder »für« noch »gegen« etwas. Das Spiel darf so ablaufen, wie es nun einmal abläuft. Kein Grund, sich auf irgendeine Weise hineinzusteigern oder sich gar verstricken zu lassen. Das Spiel hat nichts mehr mit ihnen zu tun. Sie haben keine Meinung mehr, sie ergreifen keine Partei mehr, weder für die eine Gruppierung noch für die andere.

Diese Weisen bleiben bewusst außen vor. Auch sie funktionieren noch, auch sie erledigen in ihrem Eckchen noch das, was es zu erledigen gibt, aber sie sind neutral geworden – ohne Urteil und damit furchtlos. Furchtlos heißt: Sie sind endlich frei von Angst geworden, weil sie innerlich aus dem Spielgeschehen herausgetreten sind. Sie schauen auf das Spielfeld, sie sehen die tanzenden Rollenspiele, die sich unentwegt verändern, sie sehen all diese huschenden und jagenden Körper, die sich abmühen, kämpfen und leiden, und sie wissen: Jeder Körper, jede Rolle, jede Person ist nur eine vorübergehende, auswechselbare Spielfigur, denn nichts in diesem Spiel bleibt konstant und sicher. Alles ist der ständigen Veränderung unterworfen. Die Gedanken dieser Weisen sind langsamer geworden und manchmal sogar ganz verschwunden. Und mit der Beendigung des »gedanklichen Mitspielens« tritt in ihnen automatisch immer mehr die liebevolle, mitfühlende Dimension ihrer wahren, ewig gleichbleibenden Natur in den Vordergrund.

Die Weisen durchschauen alle Rollen als das, was sie sind: nämlich nur vorübergehende Rollen-Spiele. Und sie ziehen sich bewusst aus dem Spiel zurück und schauen friedvoll und gelassen mit dem Licht der liebevollen Güte und Nachsicht auf das närrische und laute Treiben der Spieler, die ihre jeweilige Rolle auf dem Spielfeld ausagieren – ohne einen Vorwurf, ohne Schrecken und ohne Urteil, aber mit einem großen inneren Verstehen. Die wahre Essenz, das Licht der Bewusstheit, strahlt aus ihnen bereits hervor und beleuchtet damit dieses ganze, große Spielgeschehen. Sie aber sind innerlich frei davon geworden. Sie sind einen Schritt zurückgetreten und zum neutralen Beobachter geworden, und auf diese Weise haben sie ihr wahres Selbst, das göttliche Licht des Bewusstseins und die liebevolle Güte wiedererkannt. Sie empfangen mit dieser Entdeckung einen süßen, nicht zu beschreibenden Frieden und eine tiefe Glückseligkeit. All ihre Probleme sind mit der falschen Identifikation mit der Spielfigur und ihrer jeweiligen Rolle von ihnen abgefallen. Diese Weisen wissen, sagen und fühlen zutiefst: »Ich bin nicht diese Spielfigur, nicht dieser Körper, nicht dieser Verstand, nicht diese Emotionen. Ich bin auch nicht diese Rolle, die mir das Leben ›zufälligerweise‹ zugeordnet hat.«

Dieses tiefe Empfinden, dieses Freisein von allen Arten der Bewertung von gut-schlecht, ist es, die diese Weisen aus dem Irrtum der grundlegend falschen Identifikation heraustreten lässt. Damit dies geschehen kann, bedarf es jedoch zunächst einer eindeutigen und nachdrücklichen Entscheidung. Es ist die Entscheidung, **frei** zu sein. Frei sein zu wollen muss das wichtigste Kriterium sein, das uns motiviert, aus der Dualität des Verstandes und der Dualität der Welt herauszutreten.

Sei frei!

Menschliche Wesen sehen mit den Augen des Körpers, sie hören, riechen, berühren und fühlen mit dem Körper. Das ist der Grund, warum alle denken, sie lebten in einer festen, materiellen Welt, relativ, begrenzt und scharf umrissen. Und doch ist die letzte Wahrheit die, dass alles eine optische Täuschung – ein

Traumgeschehen – ist. Einfaches Nachdenken darüber genügt nicht, ist unvollkommen und führt den Menschen nicht zur Erkenntnis und auch nicht zur Einsicht seiner wahren, unsterblichen und unendlichen Natur.

Das Leben ist ein Mysterium und kann niemals durch Wissenschaft und Forschung gelöst werden. Je tiefer und weiter die Forschung geht, umso mehr Fragen wirft sie letztendlich auf und führt doch zu nichts, außer dass das Leben noch mehr von seinem »Zauber« verliert. Wir sollten unsere Neugier und unseren Wissensdurst nicht weiter nur ins Außen richten, denn Mysterien haben es an sich, dass sie nie ganz entschlüsselt werden können. Suchen wir *in* uns, und wir werden die Glückseligkeit finden! Je mehr man seinen Geist mit sogenanntem »Wissen« vollstopft, umso mehr verliert man seine Unschuld und die Fähigkeit, jeden Tag neu über das Leben zu staunen.

Aber das *Hinter*-die-Dinge-Sehen führt in die Befreiung, in das Erkennen, dass alles lediglich Bewusstsein ist. Bewusstsein bedeutet nichts anderes als Licht, *Er-Leuchtung*. Es ist Licht geworden, und somit kann endlich gesehen werden. Dieses reine Bewusstsein ist die Grundessenz von allem, der gesamten Existenz. Das ist es, was wir wirklich *sind*. Reines Bewusstsein ist die Leinwand des Lebens, das Spiel auf der Leinwand jedoch nur Schein, ein Vorüberflimmern von Ereignissen, in die sich der menschliche Geist verstrickt hat.

Die meisten von uns bleiben ihr Leben lang eine Spielfigur, die ihre Rolle spielt. Sie gelangen nie zur höchsten Erkenntnis, weil sie diese Absicht, frei sein zu wollen, nicht wirklich aktiv und konsequent in ihrem Geist bewegen. Sie sind zufrieden mit ihrer Rolle und ihrem Leben, so wie es ist. Aber das Leben wird auch diese selbstzufriedenen Seelen irgendwann mitten hinein in dramatisch-traumatische Erfahrungen führen. Das Leben will sich selbst erkennen, es wird versuchen, jeden Einzelnen von uns aufzuwecken.

Unvorhersehbare Ereignisse, Unfälle, Missgriffe und »falsche« Entscheidungen stürzen uns ganz schnell in eine Krise. Was macht der »Spieler« dann? Üblicherweise verflucht er das Leben und weist allem und allen Schuld zu. Schwingt das Pendel wieder zur anderen Seite, atmet der Spieler auf, denn er hat ja scheinbar den »Schwarzen Peter« für seine Misere erfolgreich abgeschoben. Aber weit gefehlt, auf sein trügerisches »Hoch« folgt meist ein mindestens ebenso großes »Tief«.

Alle Figuren auf dieser einen großen Spielwiese, genannt »Leben«, tanzen unentwegt wie Spielbälle zwischen den Polen – den Gegensätzlichkeiten des Lebens – hin und her. So ist die Welt. Eine Welt der Dualität: ein unentwegtes Auf und Ab, Hoch und Tief, Vorwärts und Rückwärts. Solange das Spiel des Lebens nicht durchschaut wird, bleibt der Mensch darin gefangen. Das ist der Grund, warum wir die Absicht: »Möge ich frei sein« in uns kultivieren sollten.

Viele Spieler haben gute und löbliche Absichten. Sie wollen helfen, diese Welt zu verbessern. Aber dieses Helfenwollen ist nichts anderes als die irrtümliche Vorstellung, dass wir als die »Macher« in der Lage sein könnten, das herbeizuführen, was wir als gut oder für richtig erachten. All dies zeigt nur, dass sich der Spieler mit dem Spiel identifiziert hat. Er bleibt auf diese Weise weiterhin darin verworren und in der Dualität dieses endlosen Spiels gefangen.

Aber nichts läuft falsch, alles läuft so, wie es nun einmal gerade laufen soll. Keiner ist ohne Grund in der Rolle, die er gerade innehat. Jede Rolle erfüllt ihren eigenen speziellen Zweck im

»Masterplan« des Lebens. Es ist nur das Verhaftetsein, das Involviertsein in das verrückte Spiel, das den Menschen traurig und unglücklich sein lässt. Er hat den Ruf der Freiheit noch nicht gehört. Anstatt seine schöpferische Absicht auf das Freisein zu richten, sucht er vordergründig Zerstreuung im Alltag. Um frei werden zu können, bedarf es der inneren (Gedanken-) Stille. Es bedarf der Beobachtung der inneren wie äußeren Geschehnisse. Weiter bedarf es nichts, denn die Loslösung vom Spiel geschieht dann wie von selbst. Wenn Geräusche und Eindrücke kommen, beobachte sie. Lausche und höre einfach auf die Geräusche, die dein Ohr erreichen, egal welcher Art sie sind, und bleib einfach ruhig, einfach neutral. Geräusche können auf- und abschwellen, Gedanken werden kommen und gehen und Gefühle ihre Wellen erzeugen. All dies hat nichts mit dir zu tun. Du bleibst sanft, friedlich und gelassen, als ein neutraler Zuschauer anwesend, aber nicht mehr involviert. Dies führt zur Befreiung und Weisheit des Herzens.

Schuld und Urteil

Die Idee der Schuld ist ein direktes Resultat aus dem Trauma, in dem sich der kollektive menschliche Geist befindet. Schuldgefühl resultiert aus Angst: Angst davor, selbst nicht geliebt und akzeptiert zu sein, unzulänglich zu sein. Dieser Irrtum rührt daher, dass wir uns für ein abgetrenntes Einzelwesen halten, das sich als Individuum ausschließlich am Kollektiv ausrichtet, für ein kleines »Ichlein«, das das Steuer seines Lebens selbst in der Hand hält. Es ist vom milden und zustimmenden Urteil abhängig, denn Angst und Selbstzweifel nagen an ihm. Isoliert, auf uns allein gestellt, sind wir jedoch verloren. Verbinden wir uns dagegen mit dem göttlichen Licht, geben wir uns dieser *höheren Macht* hin, erwächst daraus etwas ganz Neues, nämlich Stärke, Sicherheit, Vertrauen und Unabhängigkeit von der Zustimmung der äußeren Welt.

Das zweite große Missverständnis in Bezug auf Schuld besteht darin, dass der Mensch glaubt, »sein« Verstand wäre in der Lage, Ursache und Wirkung von allen Geschehnissen erklären und beurteilen zu können. Er glaubt, über alle Umstände vollkommen im Bilde zu sein, und nimmt sich deshalb das Recht heraus, andere schuldig zu sprechen. Doch der menschliche Verstand kann nie alle Umstände wissen, die mit etwas in Zusammenhang stehen. Das Leben kennt keine Schuld. Alles erfüllt seinen eigenen Zweck und hängt voneinander ab, so grausam und ungerecht es unserem moralisch geprägten Verstand auch erscheinen mag.

Aber der Verstand beschuldigt weiterhin, und so sind Menschen auf eine leidvolle Weise von der Wahrheit und der absoluten Berechtigung und Gültigkeit von Schuld überzeugt, obwohl sie nur in ihrer eigenen, kollektiven Einbildung existiert. Und diese eingebildete Schuld ist immer auf etwas gerichtet, wir können sie sogar auf uns selbst projizieren: »Ich habe Mist gebaut! Es ist mein Fehler! Ich bin verantwortlich, dass das geschehen konnte!«

Das offene Urteil

Ein offen ausgesprochenes Urteil ist zugleich eine Schuldzuweisung an etwas oder jemanden im »Außen«. Wir projizieren die vermeintliche Schuld, indem wir z. B. sagen: »Du bist hier der Schuldige!« »Die Regierung ist schuld an diesem System, die schlechte Konjunkturlage ist schuld an meinem Misserfolg« und »das blöde Wetter an meinem Rheuma!« Auf diese Weise schiebt unser trickreicher Verstand die Last der Verantwortung auf die »anderen« um uns herum oder die äußeren Umstände ab. Es kann vorkommen, dass sich unser fehlgeleiteter Verstand regelrecht zu einem inneren Strafgericht aufspielt. Wer hat Schuld? Wer muss zur Verantwortung gezogen werden? Es tut gut, andere schuldig sprechen zu können. Das suggeriert, die Welt im Griff zu haben.

Der innere Motor für all diese Gedankengänge ist immer die Hoffnung, dass mit der Aufklärung der Schuldfrage die eigenen qualvollen Gefühle verschwinden mögen. Doch diese unfruchtbaren Gedankenketten führen niemals zu innerem Frieden. Im Gegenteil, jeder kleine Funke Lebensfreude wird bereits im Keim erstickt. Wir verstricken uns auf diese Weise immer tiefer und tiefer in einen unheilvollen Kreislauf. Sprechen wir uns selbst für irgendeinen Umstand unseres Lebens für schuldig, dann entstehen daraus großes Leid und selbstquälerische Emotionen.

Wir »suhlen« uns in Selbsthass und versinken in trübsinnigem Selbstmitleid.

Da erscheint es dem trickreichen Verstand natürlich sehr viel entlastender, die Schuld nach außen zu projizieren und andere anzuklagen. Mit hoch erhobenem Zeigefinger wird dann auf all das gezeigt, was vermeintlich für unser eigenes Unglücklichsein verantwortlich ist: die Politik, die eigenen Eltern, der böse Chef oder sogar Gott. Doch all die Dinge »da draußen« sind lediglich Spiegelbilder von uns selbst. Wenn wir andere verurteilen, tun wir das in Wahrheit nur mit uns selbst.

Diese Art der offenen Anklage lässt den Menschen, den Spieler auf dem großen Spielbrett, in die Rolle des Anklägers und Richters schlüpfen. Auch das ist ein großer Irrtum, denn die Rolle des Anklägers lähmt uns, weil wir damit gleichzeitig auch an der Rolle des Opfers festhalten. Egal, ob wir uns selbst oder andere beschuldigen – beides löst großes Leid aus und beides führt in die schmerzhafte Isolation.

Das versteckte Urteil – der Deckmantel der Nächstenliebe

Falsche »Nächstenliebe« ist eine der am schwersten zu erkennenden Maschen des Verstandes, die Schuld elegant und verborgen »abzuschieben«. Die scheinbare Aufopferung und Güte für die »Armen und Schwachen« wird nicht selten als Deckmantel für die eigene Überheblichkeit benutzt. In diesen Fällen erhebt man sich über den anderen und setzt ihn gleichzeitig ins Unrecht; man setzt sich einen Glorienschein der Heiligkeit auf und fühlt sich gut damit. In Wahrheit interessieren die Belange des anderen gar nicht wirklich, man nutzt ihn aus, um sich selbst noch mehr hervorzuheben.

Dies können wir alle jeden Tag aufs Neue beobachten. Neben den aufrichtigen Menschen, die uns glücklicherweise tatsächlich Unterstützung liefern, gibt es auch solche, die es ja »nur gut« mit uns meinen und uns immer die tollsten und hilfreichsten Tipps und Ratschläge geben, wie wir unser Leben führen sollten. Sie sagen: »Nimm diesen und jenen Job an«, »Dieser Mann/ diese Frau wäre richtig für dich«, »Du solltest deine Kinder anders erziehen«, »Du machst das ganz verkehrt, du solltest das so und so machen.« Diese Liste ließe sich endlos weiter ausführen, doch all die »guten« und »wohlgemeinten« Ratschläge, die unser Verstand tagtäglich so überaus großzügig an seine Mitmenschen verteilt, sind in Wirklichkeit die Schläge einer versteckten Anklage und eines geheimen Urteils, einer stillschweigenden Verurteilung. Der Mensch, der auf diese Weise derart gütige »Ratschläge« austeilt, sagt nichts anderes als:

»So wie du jetzt bist, bist du nicht gut. So gefällst du mir nicht, du bist schuld daran, dass es mir mit dir nicht gut geht! Sei so, wie ich es dir sage, weil ich es besser weiß und es ja *sooo* gut mir dir meine!«

Und schon steht der auf diese Weise so reich »Beschenkte« da wie ein begossener Pudel und kennt sich gar nicht mehr aus. Ist er aufrührerisch veranlagt, wird er sich auf seine Weise zur Wehr setzen, d. h. er wird auf die gleiche Art zurückschlagen, oder aber er ist eher der zurückhaltende, passive Typ, der sich frustriert und missmutig abwenden wird. Auf jeden Fall aber wird der innere Friede und die liebevolle Verbundenheit für eine gewisse Zeit oder sogar für immer zerstört sein.

Bedenken wir beim nächsten Mal, bevor wir wohlgemeinte

Ratschläge austeilen, lieber, dass jedes Urteil ein Schlag mit der Peitsche ist, den wir uns eigentlich selbst verpassen. Schaue ich auf das so genannte »Fehlerhafte« meiner Mitmenschen, sehe ich immer nur noch mehr und mehr Fehler, die sich auf diese Weise in meinem und auch seinem Leben anhäufen werden. Schaue ich aber auf seine lichtvolle, ewige Seele, das Licht, das auch in mir selbst strahlt, werde ich nur Liebe und Mitgefühl säen und damit auch selbst empfangen.

Jeder Mensch will und muss frei sein. Ein jeder muss seine eigenen Erfahrungen machen, muss selbst vom Leben lernen. Lassen wir ihn deshalb einfach ziehen und geben wir ihm somit das Recht, sein Leben selbst zu gestalten. Wir müssen erkennen, dass unser eigenes, aus einer stark begrenzten Perspektive entstandenes Urteil keine Gültigkeit besitzen kann. Verwandeln wir es stattdessen mit Hilfe unseres inneren, ewigen Lichts in Akzeptanz und Verständnis. Erinnern wir uns: Das einzige Urteil, das wirklich Gültigkeit besitzt, weil es vom göttlichen Licht und somit vom Leben selbst kommt, lautet:

Alles ist gut, so wie es jetzt ist.

Wir haben alle Hilfe

Wir alle haben jederzeit alle Hilfe, um uns aus den leidvollen Verstrickungen von Angst- und Schuldgedanken zu lösen, denn Heilung geschieht, wenn wir eine andere Wahl treffen. Ich kann die Wahl treffen, auf das Licht und damit auf die Liebe zu schauen. Ich kann meine Vorstellungskraft, dieses überaus machtvolle Instrument, dazu benutzen, um mir selbst und dem »anderen«

Liebe zufließen zu lassen, wenn all die unguten und leidvollen Empfindungen von Angst und Schuld ihr Unwesen zu treiben beginnen.

Echte Heilung geschieht niemals auf der Ebene des denkenden Geistes. Der Verstand kann sich bestenfalls an seine eigenen Grenzen bringen, aber er kann diese Grenzen nicht aus eigener Kraft überwinden. Sind wir bereit, sein Versagen und seine Begrenztheit anzuerkennen, wird er seine Machtposition freiwillig räumen. Er wird dem Platz machen, was wirklich machtvoll und heilend ist. Nur dann wird der Raum geschaffen, dass sich die tiefere Weisheit des Lichts – des Seins – offenbaren kann.

Ist diese Wahl erst einmal eindeutig und klar getroffen, so enden die »Machtspielchen« des Verstandes. Der Wunsch, glücklich zu sein, hat den Wunsch, Recht haben zu wollen, dann endlich besiegt. Damit kehren Frieden, Ruhe und Stille in unser ganzes Wesen zurück. Wir werden innehalten, wenn sich im Kopf neue Anklagen, Vorwürfe oder Rechtfertigungen zusammenbrauen. Und wir werden den emotionalen Energien von Verletzung, Wut oder Angst, die in uns kochen und brodeln, direkt ins Auge blicken.

Die Rücknahme der Projektion

Wollen wir wirklich frei und glücklich sein, müssen wir die Projektion von »Du bist schuld!« zurücknehmen und sie stattdessen in alles annehmende Liebe umwandeln. Die Rücknahme der Projektion bedeutet, dass wir das nach außen orientierte Denken zurücklenken und unsere Aufmerksamkeit direkt dem zuwenden, was sich in uns selbst abspielt. Dann kann eine leidvolle

Gedankenkette, die immer nur aus einer offenen oder versteckten Anklage besteht, sofort erkannt und gestoppt werden.

»Du bist für diese schreckliche Situation verantwortlich, du bist schuld!«

Ob wir solche Anschuldigungen offen aussprechen oder »bloß« innerlich in diese Gedankenketten involviert sind, ist zweitrangig. Vorrangig ist, dass unsere nähere Umgebung, aber auch die gesamte Atmosphäre dieser Welt, von diesen leidvollen Beschuldigungen geschwängert und vergiftet werden. Überall in unserer Welt können wir sehen, wie dieses quälende Spiel von Urteil-Beschuldigung-Anklage tagtäglich und in tiefster Unbewusstheit gespielt wird. Wir alle schaffen damit eine unsichtbare Wolke, die sich schwer und drückend auf uns herniedersenkt. Wir selbst und jeder andere spürt, dass auf einer sehr viel tieferen, verborgeneren Ebene eine große Verkrampfung, ein großes Unheil, stattfindet. Aber noch wird nicht gesehen, dass es an all den Anklagen liegt, die jeder einzelne Mensch ständig produziert.

»Weil du mir nicht zuhörst, fühle ich mich nicht respektiert und nicht geliebt!«

»Ich bin so genervt, weil die Regierungen alles falsch machen und weil du mich nicht in Ruhe lässt!«

»Weil du mich kritisiert hast, geht es mir so schlecht!«

Projektionen, offene und versteckte, immer mehr zurückzunehmen, erfordert Aufrichtigkeit und Ehrlichkeit. Es erfordert den Verzicht darauf, vom anderen zu fordern und zu verlangen. Nur auf diese Weise entziehen wir den unheilvollen Gedankentrauben, welche gefüllt sind mit Erwartungen, Ansprüchen und fehlender Akzeptanz, die Grundlage. Dann müssen sie zerplatzen wie Seifenblasen, und damit endet das ganze Leid. Es bleibt nur noch Frieden zurück – dieser wunderschöne und heilsame Frieden, diese stille Freude und Liebe zur gesamten Schöpfung. Dann hat sich die Atmosphäre wie von selbst gereinigt, und Menschen können wieder mit offenen Armen aufeinander zugehen. Friede ist das deutlichste Kriterium dafür, dass der Mensch eine Hürde gemeistert hat.

Frieden im Innen bedeutet Frieden im Außen.

Konflikt im Innen bedeutet Konflikt im Außen.

Ein Jeder ist verantwortlich für das Wohlergehen des gesamten Kollektivs – verantwortlich für das, was er auf der unsichtbaren Ebene der Gedanken in diese Welt hinaus entlässt. Achten wir sorgsam auf alle Gedanken, die in irgendeiner Form eine Forderung, eine Anschuldigung oder ein Urteil enthalten, und lösen wir uns ganz schnell davon. Es tut dir nicht gut, es tut dem anderen nicht gut und beeinflusst auf eine höchst destruktive Weise das Gesamte.

Vorsicht, Falle!

Es ist eine Falle des Verstandes, jetzt zu denken: »Ja, gut, schön zu lesen, aber mit mir hat das nichts zu tun! Das müsste sich mein Nachbar hinter die Ohren schreiben, denn er ist es ja, der

Lärm und Streit provoziert!« Irrtum! Es muss bei dir beginnen, denn du hast dir den Glorienschein des Gut-Seins aufgesetzt und den Schwarzen Peter nach außen auf den ach so bösen Nachbarn projiziert.

Nimm all diese dummen Gedanken des Egospielchens zurück. »Er« – in diesem Fall der »böse« Nachbar – will genau wie du selbst auch, glücklich sein und einfach sein Auskommen haben. Denke, sage und fühle deshalb:

»Möge es ihm wohl ergehen.«

Und dann schau, wie schnell es beginnt, **dir** wohl zu ergehen.

Befreien wir unser Herz und geben ihm das Zepter zurück, das wir so lange Zeit irrtümlicherweise unserem Verstand überlassen haben! Das Herz ist unsere Quelle, der Verstand lediglich unser Werkzeug, genau wie unsere Hände oder unsere Augen unsere Werkzeuge sind. Der Verstand ermöglicht uns, logisch zu denken, Dinge zu erfinden, kreativ zu sein und vieles mehr. Doch darf er uns nicht beherrschen! Dies zu erkennen und wieder aus dem Herzen heraus zu leben statt aus dem Kopf, wird uns die natürliche, wahre und tiefe Verbundenheit des Lebens wieder spüren lassen.

Dem Herzen folgen

Dem Herzen zu folgen heißt nichts anderes, als dem Leben zu folgen. Wenn wir lernen, nicht mehr mit dem Kopf durch die Wand zu jagen, sondern wir wieder aus unserer innewohnenden Herzintelligenz heraus handeln und leben, werden wir erkennen, dass wir bis jetzt unser ganzes Leben »gegen« statt »mit« dem Fluss geschwommen sind. Entscheiden wir uns, »mit« dem Fluss des Lebens zu schwimmen, wird vieles einfacher. Alles wird angenommen, wie es kommt.

Doch zuerst muss der denkende Verstand mit all seinen starren Vorstellungen und festgefahrenen Mustern als alleinige Autorität in Frage gestellt werden. Dies ist nicht immer leicht, es kann sogar sehr schmerzvoll sein. Doch auch das geht vorbei. Das göttliche Licht wird dem Ruf des Herzens Antwort geben, wenn das Geschrei des Verstandes erst einmal schweigt.

Wer bin ich?

Dem denkenden Verstand mag es bedeutsam erscheinen, die Frage »Wer bin ich?« zu durchforschen. Er ist es, der deine Aufmerksamkeit fesselt, damit das wahre Mysterium, das gar nichts mit dem Verstand zu tun hat, unentdeckt bleibt.

Befreien wir uns von all den fruchtlosen Überlegungen, Fragen, und Meinungen unseres konditionierten Verstandes. Es kann dabei eine große Hilfe sein, sich vorzustellen, dass wir einfach nur *neben* uns, *neben* all unseren Gedanken, *neben* all unseren Emotionen stehen. Es ist zwar nur eine Vorstellung, aber eine außerordentlich machtvolle, wenn wir unsere Aufmerksamkeit in eine vorgestellte Lichtfigur oder andere, beliebige Lichtformation hineinwandern lassen.

Es geht darum, sich von der eigenen, vorgestellten Person zu trennen. Der menschliche Geist kann glücklich oder unglücklich sein. Aber das Licht-Selbst ist immerwährend glückselig und ganz und gar vollkommen. Diese Übung, »neben« sich zu stehen, macht es uns einfacher, in einem Zustand entspannter Gleich-Gültigkeit zu verweilen, und damit kommen wieder Frieden und Stille in unser Leben. In dieser wundersamen Stille kann sich das ewige Lebensprinzip ausdehnen, und die universelle Kraft, die unseren Körper und unseren Geist durchdringt und belebt, wird wiedererkannt.

Diese Kraft ist es, die jede Aktivität überhaupt erst ermöglicht. Sie ist in höchstem Maße intelligent, kreativ und unendlich gütig, sie ist die liebevolle Güte selbst. Die universelle Kraft weiß, wann und auf welche Weise sie in dein Leben eingreifen soll. Und sie weiß auch, warum! Das, was diese *eine* Kraft weiß, kannst du als Person, als kleines Ich, nicht einmal erahnen. Sie will uns allen helfen, sie will uns zum Besseren hinlenken und sie will von *dir* erkannt werden, damit du begreifst, dass diese Kraft deine eigene und einzige Identität ist. Folgen wir also unserer Intuition, den plötzlich auftauchenden Eingebungen und Impulsen, wenn sie aus der eigenen Tiefe emporzusteigen beginnen.

Alles hat einen tieferen Sinn und einen weitaus größeren Zusammenhang als den, den wir von uns selbst heraus überblicken können. Folgen wir einfach dem, was wir als »Aufforderungen« in uns wahrnehmen können. Auch wenn du nicht verstehst, »warum« du diesen Job aufgeben solltest, »warum« du ein Buch schreiben solltest, »warum« du dir eine neue Wohnung suchen solltest. Tu es einfach! Es gibt einen höheren Willen, und dieser höhere Wille wird für dich, aber auch das Gesamte, gut sein. Er wirkt hin zur Ruhe, zur Glückseligkeit und zum Frieden.

Es ist fast schon etwas peinlich, wie sehr sich die Menschen in die banalen und oberflächlichen Dinge der Welt stürzen: Unterhaltung ist angesagt, Aktivität um jeden Preis. Sport und Fitness in allen Varianten, Partys, Feste und vieles, vieles mehr. Und wem das noch nicht reicht, der spielt dazu noch alle erdenklichen Arten von Beziehungsdramen durch: Flirten, Verliebtsein, Flitterwochen, Eifersucht, Hass, Intrigen, Trennung. Diese Welt ist ein einziger großer Vergnügungspark. Für jeden ist etwas dabei. Und es macht uns Spaß! Es klingt absurd, aber auf unbewusster Ebene machen uns sogar die »negativen« Emotionen Spaß, auch sie unterhalten uns köstlich. All diese Aktivitäten haben aber nur den einen Sinn und Zweck: dass wir uns lebendig fühlen. Wir sind abgelenkt von der »langweiligen« und sogar beängstigenden Stille und Leere in unserem Inneren. Deshalb brauchen viele stets jemanden in ihrer Nähe, müssen ständig unter Leuten sein und halten es mit sich selbst einfach nicht aus.

Karriere und Besitz beanspruchen die ersten Plätze in der Prioritätenliste der meisten Menschen. Auf diese Weise verlieren sie sich in der irrtümlichen Überzeugung, der große Macher und Handelnde zu sein.

Davon sollte sich unser Geist distanzieren. Denn wie könnten wir ohne die universelle Kraft in uns überhaupt etwas bewirken!

Wir haben die göttliche, tragende Kraft vergessen. Wie groß müssen Not und Elend in unserem Leben noch werden, bevor wir endlich bereit sind, uns selbst zu hinterfragen und die Ursachen für all das Leid in uns selbst zu suchen! Wir müssen bereit werden, dort um Hilfe zu bitten, von wo auch wirklich Hilfe kommen kann. Das Göttliche Licht ist immer da. Es wartet auf unseren Ruf, es wartet darauf, dass der Mensch sich endlich wieder rück-besinnt und seine Aufmerksamkeit dem Wahren und Wirklichen zuwendet.

So wie die reinste und klarste Bergluft, unendlich und allgegenwärtig, so fein, so zart, so sanft, so wohltuend ist die göttliche Essenz, die dem Leben eine glücklichere und erfüllendere Wendung geben wird.

Die Ketten ablegen

Der Mensch ist mit Problemen überhäuft, sein Tagesablauf ist von den täglichen Existenzsorgen überfrachtet, und er sieht sich als abhängig von den ökologischen und ökonomischen Gegebenheiten dieser Welt. Probleme bringen immer Aufgeregtheit und Befürchtungen mit sich.

Was für eine große Erleichterung ist es doch, zu wissen, dass Erholung und Entlastung auch ganz einfach – und nicht in vordergründigen Animationen und Ablenkungen gefunden werden können! Der Geist kehrt wieder in seine wahre Heimat der Stille und Glückseligkeit zurück.

Eine Stunde am Tag – wer hat sie noch? –, um einfach im Gras zu liegen und in den weiten und offenen Himmel zu schauen? Unser Wesen sehnt sich nach Erfahrung von Seligkeit. Wir nehmen ein Bad in der Unendlichkeit und fühlen uns darin so wohlig zufrieden, dass wir vom Außen absolut nichts mehr brauchen. Wir ruhen derart in uns selbst , dass es schlicht nicht mehr nötig ist, irgendetwas oder irgendjemanden zu ändern. Alles darf so sein, wie es gerade ist. Wenn wir dann aus unseren kurzen Ruhepausen zurückkehren und anderen Menschen begegnen, werden wir sie mit ganz anderen Augen, mit einem offenen Herzen und im Licht sehen. Dann werden die vormals kritisch beurteilten Unvollkommenheiten keine Rolle mehr spielen, denn wir haben den Himmel berührt und sind »kurzzeitig« in ihm verschwunden. Alles, was uns vorher beengt, gestört oder sogar abgestoßen hatte, wird sich wie von selbst gewandelt haben. Wir sind aus der Enge und der Begrenztheit des urteilenden Verstandes herausgetreten und haben uns wieder mit unserer wahren Natur, die mit der unendlichen Weite des Himmels identisch ist, verbunden. Hier öffnet sich die lebendige Erfahrung: Wir spüren tiefes Urvertrauen, und wir wissen ohne jeden Zweifel:

Alles ist gut, genauso wie es gerade ist.

Wir brauchen nichts und niemanden mehr, um eine vermeintliche Sicherheit herzustellen. Wir haben echten Halt, die Sicherheit selbst, gefunden. Eine vollkommene Zufriedenheit und eine vertrauensvolle Gelassenheit begleiten uns von nun an hinein in unseren Alltag.

Die Rückverbindung zur Quelle

Das Trauma – der Traum, das schreckliche Missverständnis dieser Welt – besteht darin, die Dualität als die einzig wirkliche und wahre Daseinsrealität anzusehen. Aber das ist sie nicht. Die Dualität betrifft ausschließlich den Körper, den Verstand und die daraus resultierenden Emotionen und Reaktionen, niemals die feinstoffliche Wirklichkeit des Menschen. Je mehr wir uns unserer inneren Quelle, dieser feinstofflichen Dimension, annähern, desto mehr nähern wir uns der Wahrheit des Seins:

◊ desto mehr wandelt sich Angst zu Liebe,

◊ desto mehr wird jede Art von Widerstand zu Hingabe,

◊ desto mehr werfen wir alle Begrenzung ab und werden grenzenlos.

Die Anfälligkeit für Krankheiten nimmt ab und die Anhaftungen und Verstrickungen an die Probleme und Sorgen der äußeren Welt werden nach und nach abgestreift, wie ein alter, schwerer Ballast. Und dann beginnen wir auch, unseren Verstand anders zu nutzen. Unser zerstörerisches Denken verwandelt sich in ein segensreiches.

Das segensreiche Denken

Das segensreiche Denken ist die neue Art, die Dinge der Welt zu betrachten, nämlich aus einer sehr viel höheren und weiteren Sichtweise heraus. Dies wird möglich, wenn der Mensch wieder mit der feinstofflichen Dimension des Lebens in Kontakt ist, dieser Dimension von *Ewigkeit*, die *allwissend*, *allmächtig* und *allgegenwärtig* ist. Tatsache ist, dass wir in dieser feinstofflichen Dimension vollkommen frei und grenzenlos sind. Es ist einfach nur *Sein* – unser Urgrund. Das reine *Sein* ist Gott.

Das *Einssein* kann mit einem Bild verglichen werden. Einem Bild von einem unendlichen, transparenten Netz, in dem sich zart schimmernde Tautropfen bewegen und miteinander tanzen. Jedes Seelenlicht ist in diesem feinstofflichen Gewebe mit allen anderen Seelenfunken durch hauchzarte Lichtfäden verbunden. Alles ist ineinander zu einem einzigen großen *Ganzen* verwoben. Im Erkennen des *Einen* ordnet sich der Verstand dieser »Höheren Wirklichkeit« unter. Er wird zu einem Instrument, zu einem Diener und zu einem helfenden Werkzeug dieser Dimension. Jetzt beginnt das segensreiche Denken.

Das Straucheln, Stolpern und Wiederaufstehen gehört mit zu unserem Menschsein, genauso wie all unsere menschlichen Wünsche und Sehnsüchte. Diese entspringen, genau wie Urteil und Beschuldigung, meist unserem persönlich-begrenzten Verstand. Sie sind in der Regel nur auf unser eigenes Wohl ausgerichtet, die »anderen« interessieren dabei kaum. Ja, manchmal wünschen wir unseren »Feinden« sogar Pech, Unglück und Tod. Wir dürfen nicht vergessen: Jeder Mensch ist ein schöpferisches Wesen. Seine Wünsche, aber auch Urteile, erschaffen, wenn auch unbewusst, unsere Realität. Schauen wir uns in der Welt um, werden wir feststellen, dass sich unser Denken dringend ändern muss, nämlich von der Zerstörung zum Segen.

Wenn wir wirklich segensreich denken wollen, müssen wir beginnen, unsere ganzen Wünsche einer sorgfältigen Prüfung zu unterziehen. Wir werden uns fragen müssen, was wir wirklich wollen. Wird es uns dauerhaft glücklich machen, wenn wir endlich das bekommen, was sich unser Verstand wünscht? Oder wird kurz danach gleich wieder ein neuer Wunsch konstruiert? Werden wir wirklich glücklich sein, wenn unser »böser« Nachbar seine Arbeit verliert und wegziehen muss?

Die Überprüfung unserer Wünsche ist in höchstem Maße notwendig! Wenn wir uns nämlich mit der höheren Dimension verbinden, wenn wir zum ersten Mal lernen, segensreich zu denken, wird unsere Intention eine weitaus größere Macht haben. Die Resultate unseres Denkens werden sich sehr viel schneller und sehr viel deutlicher »im Außen« zeigen, als das mit dem gewöhnlichen »Wunschdenken« möglich wäre.

Merke:

◊ Verbinde dich mit dem Licht in dir. Überprüfe gewissenhaft, was du wirklich willst, und sprich diese Absicht immer vor dem Einschlafen aus.

◊ Formuliere immer nur eine Intention, knapp und präzise.

◊ Erlaube dir keinerlei Unklarheit darüber, was du wirklich willst. Ungenaue Vorgaben bringen – wenn überhaupt – ungenaue Ergebnisse.

◊ Der »neue« Mensch, der das Ganze sieht, wird vor allem den Nutzen für andere Menschen in den Vordergrund stellen und nicht ausschließlich den »eigenen« Vorteil.

Bedenken wir gründlich, dass das, was wir so oft unüberlegt einem Mitmenschen wünschen, mit großer Wahrscheinlichkeit auch Unheil in unser eigenes Leben bringen wird. Wünschen wir also – bewusst, klar und präzise – unseren Mitmenschen genau das, von dem wir möchten, dass es in unserem eigenen Leben stattfindet. Dem Ganzen Gutes zu wünschen, jedem einzelnen Wesen, egal ob wir ihn als Freund oder als Feind ansehen, wird auch für uns selbst zu einem Segen werden. Wir können z. B. jeden Abend sagen:

Mögen alle Menschen,
egal ob ich sie mag oder nicht,
egal ob ich mit ihnen auskomme oder nicht,
und auch ich selbst glücklich, frei und in Überfluss leben.

In diesem einen Satz ist bereits ALLES enthalten.

Lass das Licht für dich arbeiten

Wir müssen uns davor hüten, allzu lange und zu intensiv an einem Wunsch festzuhalten. Der vollkommene und freie Fluss des Lebens kann niemals kontrolliert und beherrscht werden, und jeder Wunsch, so löblich er auch sein mag, muss auch wieder abgegeben werden. Je schneller wir uns davon lösen können, desto leichter wird er sich auf seine eigene Weise entfalten und desto leichter und unbeschwerter werden aber auch wir wieder leben und unseren Weg fortsetzen. Festgehaltene Wünsche erzeugen im menschlichen System eine Erwartungshaltung.

Diese macht sich sehr schnell durch Druck, Anspannung und eine massive Verkrampfung bemerkbar. Das Eintauchen und das Auskosten des jeweiligen Moments in seiner lebendig-pulsierenden Kraft wird uns dann sehr erschwert. Jede Art von innerer Anstrengung und von Bemühung wird das sichtbare Ergebnis hinauszögern oder sogar ganz verhindern.

Eine buddhistische Metapher beschreibt diesen Vorgang in einem einfachen Bild:

Ein Mensch steht da und hält eine glühende Kohle in seiner Faust. Er hält die Kohle fest umklammert, als wäre sie etwas sehr Wertvolles. Die Kohle verbrennt die Haut, ja sogar das Fleisch seiner Hand. Er merkt es gar nicht, so verbissen versucht er, seinen vermeintlichen Schatz festzuhalten.

Was müsste passieren, damit er die Kohle loslässt? Nicht viel: Er müsste nur die Glut fühlen. Sobald ihm der Schmerz bewusst würde, ließe er los.

Schmerz, das ist in unserem Fall die Enttäuschung, dass sich der Wunsch noch nicht erfüllt hat. Es ist in jeder Hinsicht intelligent und weise, jeden Wunsch rechtzeitig loszulassen. Somit kann der menschliche Geist wieder in die Ruhe einkehren und den Augenblick genießen, so wie er sich gerade entfaltet. Wünsche sollten nicht unentwegt im Geist bewegt werden. Das ist so, als würde man einen kleinen Sonnenblumenkern in die Erde legen und dann ständig nachgraben, um zu schauen, ob er denn schon keimt. Auf diese Weise wird aus dem kleinen Samen ganz sicherlich keine schöne, stattliche Sonnenblume heranwachsen können. Allein das göttliche Licht wird den Kern zum Keimen bringen, wenn die Zeit dazu gekommen ist.

Das schöpferische Prinzip

Das schöpferische Prinzip, diese feinstoffliche, ewige Dimension, durchdringt alles. Es ist in jedem Wesen, jedem Menschen, jedem Tier, jeder Pflanze und jedem Stein. In der Erinnerung und Hinwendung an diese lichtvolle Ebene wird es dem menschlichen Geist ermöglicht, sich von allem zu befreien, was ihn belastet: von allen Ängsten, allen Sorgen, allem emotionalen Aufruhr, kurz, von allem, was das Leben überschattet und die Lebensfreude verdunkelt. Diese Belastungen kommen, wie bereits erwähnt, vom Ego, dem kleinen Ich, das sich mit Körper und Verstand gleichsetzt. Aber niemals sind wir der Körper, nicht die Emotionen, nicht die Person und auch nicht die Lebenssituation, in der wir uns gerade befinden mögen. Wir alle sind das ewige, schöpferisch-lichtvolle Prinzip – Geist von seinem Geist; Kinder Gottes. Und Gott hat keine Versager erschaffen, sondern reine, schöpferische und unsterbliche geistige Lichtwesen.

Gib niemals auf!
Du bist Schöpfer!

Aesops Fabel von den beiden Fröschen verbildlicht diese grundlegende spirituelle Wahrheit auf eine sehr liebenswerte Art und Weise:

> Es waren einmal zwei Frösche, die in eine tiefe Schüssel Milch fielen, welche zum Abrahmen aufgestellt worden war. Der eine Frosch war dünn und schmal, der andere fett und vollgefressen. Der Rand des Bottichs war so hoch und glatt, dass die beiden nicht mehr aus eigener Kraft hinausklettern

konnten. Sie paddelten und paddelten, stundenlang, tagelang. Es war der fette Frosch, der in seiner Trägheit bald begann, mit dieser scheinbaren Sinnlosigkeit des unentwegten Paddelns zu hadern: »Ich mag nicht mehr, das ist so sinnlos, all diese vergebliche Anstrengung. Nichts ändert sich!« Er gab auf und seine eigenen düsteren Gedanken waren es, die ihn immer noch schwerer und schwerer machten. Sein Paddeln wurde träge, seine Füße wurden schwer, er ergab sich seinem Trübsinn, seiner Lebensmüdigkeit und ging schließlich unter.

Doch der dünne Frosch paddelte und strampelte unermüdlich weiter. Er wusste tief in seinem Innersten: »Ich bin nicht hier, um unterzugehen! Ich bin nicht hier, um zu versagen! Ich bin hier, um diese Situation siegreich zu meistern!« Das gab ihm die nötige Kraft, den notwendigen inneren Schubs, um immer weiter und weiter zu paddeln. Er wusste: »Irgendetwas wird geschehen. Es gibt Hilfe, auch wenn ich nicht weiß, wann, woher und wie sie kommen soll.«

An dem hielt er sich fest und paddelte einfach weiter. Kurze Zeit darauf spürte er plötzlich etwas Festes unter seinen Füßen. Er hatte den Rahm zu Butter getreten, und auf dieser festen Butter verließ er leichten Fußes den Bottich und war gerettet.

Gottes Schöpfung ist die feinstoffliche Dimension des reinen, unveränderlichen und unsterblichen Geistes. Jeder Mensch ist ein wunderbar strahlender Seelenfunken und damit ganz und gar vollkommen erschaffen. Als lichtvoller Geist sind wir alle mit Macht, Wille, Befugnis und Liebe ausgestattet. Wir sind schöpferische Wesen und dies zu »kosten«, zu »probieren« und anzuwenden macht glücklich und befreit uns endlich aus der düsteren Opferrolle, in die uns das Ego hineingetrieben hat.

Wir müssen den festen Willen haben, schöpferisch und damit siegreich zu sein. Wir sind nicht dieser Körper mit irgendeinem Namen, und wir sind auch nicht unsere momentane Lebenssituation. Diese wird exakt dem entsprechen, was wir uns in der Vergangenheit »vorgestellt« haben. Wir alle haben uns die Gegenwart genauso kreiert, wie sie jetzt eben ist. Also hören wir auf, mit den gegenwärtigen Umständen zu hadern. Missmut, Langeweile und Druck sind immer die typischen Zeichen, dass das Ego fleißig am Werk ist und die innewohnende Schöpferkraft dazu missbraucht, um auch für »morgen« weiterhin nur Missmut, Langeweile und Druck zu erschaffen. Die Schöpferkraft schläft nie, sie wirkt unentwegt, um genau das sichtbar in unser Leben zu bringen, was der Geist »heute« aussendet.

Und wenn uns das Heute nicht gefällt, sollten wir schnellstens etwas in uns verändern, damit das neue Morgen besser, schöner und wundervoller sein kann. Die einzige Voraussetzung, um die inneren, dringend angesagten Veränderungen der Sichtweise vornehmen zu können, ist es, den Geist zunächst von den Überlagerungen des Egos zu befreien.

Dazu empfehle ich die folgende Übung: Einfach die violette Lichtspirale mit den Gedanken verbinden:

»*Möge ich davon frei sein! (z. B. von Ärger, Enttäuschung, Stagnation, Ablehnung oder Widerstand)*« *oder aber einfach:* »*Das hat nichts mit mir zu tun!*«

Jetzt musst du wissen, was für dich morgen sein soll:

1. Du musst wissen, *was* du willst.

2. Du musst wissen, *warum* du es willst.

3. Sprich mit *niemandem*, mit keinem einzigen Menschen, so nahe er dir auch stehen mag, über das, »was du willst« oder darüber »warum du es willst.« Jeder andere mitwissende Mensch würde höchstwahrscheinlich stillschweigend seine eigenen Gedanken und Urteile dazu abgeben und das Ergebnis, dein Ergebnis, auf diese Weise beeinflussen, verfälschen oder sogar ganz verhindern.

4. Frage *nicht, wie* es geschehen soll. Das ist nicht mehr deine Aufgabe. Das schöpferische Prinzip hat den absoluten Überblick, nicht du. Es wird wirken, wenn der beste Zeitpunkt zur Verwirklichung gekommen ist. Es wird alles so fügen, damit der menschliche Geist erwachen kann und endlich vollkommen frei, glücklich und erfüllt leben kann.

Zeit, zu vertrauen

Es ist Zeit, sich zurückzulehnen und dem Wachstumsprozess, der sich ohne unser Zutun auf seine eigene Weise entfalten wird, zu vertrauen. Das wird jede Be-Mühung zum Verschwinden bringen. Die Schönheit des Moments, die Nähe lieber Menschen, die alltäglichen Verrichtungen, die Arbeit und die Verpflichtungen – all das kann dann wieder intensiv erfahren werden. Anstatt im Druck und in der Anspannung eines Wunsches zu verharren, kann sich das menschliche Bewusstsein wieder weit öffnen und empfangen. Es ist das bedingungslose

Annehmen all dessen, was gerade im Leben ist. Dann entsteht aus Enge und Zusammengezogenheit wieder eine große Weite. Das Bewusstsein dehnt sich erneut aus und erfährt sich in dieser Ausdehnung als reine Liebe und Glückseligkeit.

Das ist unser natürlicher Zustand und gleichzeitig die Voraussetzung dafür, dass jegliche Art von Wunsch schnell realisiert wird. Dann werden das eigene Dasein und auch alle anderen Menschen liebevoll angeschaut und gewürdigt. Der Freiraum der unbegrenzten Möglichkeiten hat sich wieder für den Menschen aufgetan. Das göttliche Licht wohnt allem inne.

Es liegt an uns selbst, uns dieser Dimension stetig anzunähern. Es liegt an uns selbst, aus der Enge und Begrenztheit in den offenen, empfänglichen und unbekümmerten Da-*Seins*-Zustand einzutreten. Empfänglich zu sein heißt zu spüren, dass wir aus dieser Dimension aufgrund der göttlichen Präsenz nur Liebe, Hilfe, Führung und Weisung empfangen. Das Bewusstsein kann die Liebe der göttlichen Quelle in seiner ständigen Gegenwart und Fülle sehen und spüren. Es wird auch erkennen, dass es sich nicht vom göttlichen Licht unterscheidet, sondern ebenso umfassend in seiner Wahrnehmung ist. Das Bewusstsein erfährt endlich, dass es niemals von der Gesamtheit des Lebens getrennt ist, denn die eine Quelle erfasst, durchdringt und erhält alles und führt zu der Erkenntnis:

Es ist die Göttlichkeit – das Licht, das mich lebt und erhält.

Das Licht ist der weite Raum, unendlich und ewig, in dem sich die ganze Existenz entfaltet. Alles wird von diesem göttlichen Licht durchdrungen, alles in der belebten und der unbelebten Natur. Alles entsteht daraus.

Unser menschlicher Körper, unsere Hülle, mitsamt seinem begrenzten Verstand müssen verwelken, wenn sich das Göttliche daraus zurückzuziehen beginnt. Kein Körper, keine Form kann aus sich selbst heraus leben. Alles ist das Göttliche – in jeder Form. Alles kommt vom Göttlichen und geht nach Verlassen des Körpers wieder im Göttlichen auf. Das Göttliche ist das wahre Selbst, die Wirklichkeit, in der sich alle Zustände des Bewusstseins – das Wachen, das Schlafen und das Träumen – vollziehen.

Was der Mensch als das eigene Leben betrachtet, ist in Wahrheit das göttliche Leben. Sich der einen Quelle zu überlassen, ist die einzige Art, sich von den Wirkungen und Schwingungen dieser Welt nicht mehr beeinflussen zu lassen.

Liebe ohne Bindung

Reine Liebe ist das, was wir sind, und das schließt die Koppelung an physische Objekte aus. Indem wir aber zum Beispiel sagen – und zwar im tiefen Inneren: »Ich liebe meinen Körper«, »Ich liebe diesen Menschen«, »Ich liebe meinen Besitz, mein Haus, meinen Garten, meine Arbeit, meine Karriere, mein Geld«, etc., reduzieren wir die natürliche, hohe Schwingung der Liebe auf ein Minimum. Sie wird an die begrenzte Ebene der Form und somit des Egosystems gebunden, wo sie hier zu Eifersucht, Neid, Habgier, Verlustangst und zu allen möglichen pervertierten, bis hin zu verbrecherischen Formen führt. Auf der Ebene des Egos wird die Liebe »haben wollen«, andere Körper beherrschen, terrorisieren, unterjochen, ausrauben, missbrauchen, versklaven oder sogar töten.

Unser aller Weg muss zurückführen in die ursprüngliche, reine Form der Liebe. Dieses kleine Experiment gibt dir Aufschluss über deine Form der funkelnden, sich ausdehnenden Liebe:

Frage dich, was, wen oder welches Objekt du in deinem Leben am meisten liebst. Sieh dann dieses äußere Objekt, vielleicht ist es dein Haus oder dein Partner, vor deinem inneren Auge. Spüre die Liebe zu diesem Objekt, spüre ihr tief nach. Achte darauf, ob sich eventuell zugleich Verlustangst, Bindung oder Gier in deinem Innersten regen.

Wenn ja, kannst du sicher sein, dass du dich auf der Ebene der Ego-Liebe befindest. Es ist nicht verkehrt, seine Mitmenschen, sein Haus oder sein Vermögen zu lieben, schließlich können wir uns an diesen Dingen erfreuen. Doch jegliche innere Bindung oder gar Abhängigkeit von diesen äußeren Objekten, und sei es der eigene Partner, macht die reine Liebe unfrei, fesselt sie, schränkt sie ein und widerspricht der wahren Liebe. Unser wahres, göttliches *Sein* kann sich uns aber nur offenbaren, wenn die objektgebundene Liebe befreit wird. Bedenke: Du bist allein und ohne Besitz in diese Welt gekommen und wirst sie ebenso allein und besitzlos wieder verlassen. Du kannst nichts mitnehmen – kein Geld, kein Haus, nicht einmal deinen Partner.

Du kannst dich jetzt entscheiden, dieses kleine Experiment fortzusetzen oder abzubrechen, es liegt ganz bei dir selbst. Doch diese Wahrheit musst du als Realität akzeptieren. Tu das, was sich im Moment für dich richtig und gut anfühlt.

Für den Fall, dass du das Experiment fortführen möchtest, vollziehe diese Übung:

Lass deine Aufmerksamkeit jetzt sehr lange auf der Empfindung von Liebe ruhen, die von deinem geliebten Objekt oder

Menschen ausgelöst wurde. Stelle dir gleichzeitig vor, wie das äu-
ßere Objekt nach und nach durchsichtiger wird und schließlich
ganz aus deinem Blickfeld verschwindet. Spüre: Das Objekt geht
von dir weg, aber die Liebe in deinem Herzen bleibt. Diese Liebe
kann dich niemals verlassen, Objekte aber jederzeit. Spüre, dass
die Liebe bleibt, spüre, dass sie in dir wächst und sich auszudeh-
nen beginnt. Ohne die Beschränkung auf ein Ding im Außen ist
sie wieder in ihren natürlichen, unbegrenzten Zustand eingetre-
ten. Wertschätze, genieße und liebe diese wunderschöne, hohe
Schwingung. Verneige dich vor ihr und ruhe sanft in den Armen
der Liebe. Gib dich ihr hin, sie ist deine göttliche Essenz, dein Ur-
sprung, dein Zuhause und deine innerste Lebensquelle. Du hast
dein Zentrum erreicht, von dem aus du genährt, getragen und
belebt wirst.

Irgendwann, spätestens mit dem Ablegen des Körpers, wirst du alles zurücklassen müssen. Die Liebe aber wird dich niemals verlassen, weil sie deine wahre Natur ist. Sie ist es, die dich vollkommen zu heilen vermag. Und sie ist es, die in ihrer hohen Frequenz wieder neue, gute und vielleicht noch viel bessere Dinge in dein Leben bringen wird. Ganz automatisch, ohne dass du dich groß darum bemühen müsstest, weil die freie, ungebundene Liebe, die Liebe ohne Objekt, nur das Höchste und Beste für dich bewirken will. Wenn die Liebe nicht vollkommen frei in dir zirkulieren und fließen kann, dann sei sicher, dass sie sich an ein Objekt gebunden hat. Und das ist die Störung, die Blockade, die sich auch als körperliche Störung oder sogar Krankheit manifestieren kann.

Es geht nicht darum, sich im Außen von einem Objekt zu trennen. Wenn du aber bemerkst, dass du dem Objekt mehr Aufmerksamkeit schenkst als der Liebe selbst, dann ändere es, indem du das Objekt nach und nach immer weniger beachtest, zugunsten der Empfindung der Liebe in deinem Herzen. Mehr ist nicht zu tun!

Und dann geh hinaus in die Welt und tu genau das, was dich mit Liebe, Freude und Begeisterung erfüllt. Wenn du willst, dann verdiene viel Geld, so viel Geld, wie du nur willst. Liebe dich dafür, liebe das Geld, aber löse deine Aufmerksamkeit ganz behutsam von den Objekten. Noch einmal: Nicht das Objekt muss aufgegeben werden, sondern ausschließlich die innere An-haftung daran. Dann wird dich auch ein Börsencrash, der dein Vermögen dahinschrumpfen lässt, nicht mehr aus der Fassung bringen können. Die magnetische Kraft der befreiten, fließen-den Liebe wird dir neue Möglichkeiten, neue Ideen, neue Krea-tivität und neues Geld bringen.

Du musst nur die Chancen sehen und nutzen.

EPILOG

Menschen suchen nach Glück. Das ist allen, auch den verschiedenen Religionen, gemein. Meine Erfahrungen von Trauma und Schock haben mich viel gelehrt. Sie zeigten mir den Weg zu einem tiefen inneren Glücksempfinden, unabhängig von jedem äußeren Lebensumstand. Aber bevor sich das zarte innere Glück zu regen begann, war es diese Lektion, die ich zu lernen hatte: Als ein neutraler Beobachter bewusst zu sein und gleichzeitig meine Schöpferkraft zu nutzen.

Ein friedvolles Leben in geistiger sowie körperlicher Gesundheit und Harmonie hier auf diesem wunderschönen Planeten fordert jeden Einzelnen von uns! Machen wir uns bewusst, dass jede Art von disharmonischen Gedankenketten nur immer weiter und weiter den Kampf um das Überleben fortsetzen wird. Die neue Welt, die jetzt als Keim, als Same, bereits vorhanden ist, kann nicht gedeihen, solange wir nicht aus dem gewöhnlichen, kollektiven Alltagsbewusstsein heraustreten, das bis heute das menschliche Denken beherrscht. Eine grundlegende Neuorientierung, ein neues Wachsen und Erblühen, kommt durch jeden Menschen in die Welt, der tief in sich die reine Bewusstheit entdeckt hat und damit auch das stille Glück, das so intensiv – so herrlich ist – dass es mit keinem Wort zu beschreiben ist. Glückliche und stille Menschen werden es sein, die unsere überholten Systeme hinter sich lassen und gemeinsam eine neue, höhere Struktur und Ordnung in die Welt bringen werden.

Seit nunmehr fast zwanzig Jahren widme ich mich mit hingebungsvoller Ausdauer der Meditation. Bis heute verbringe ich täglich ein bis zwei Stunden in einem Zustand von Stille und Versenkung. Dank dieser täglichen Praxis, der reinen Bewusstheit gewahr zu sein, wurde mir der Weg aus dem Trauma, der Angst und des Schreckens sehr viel leichter gemacht. Ich lernte, gedankliche Entscheidungen zu treffen, die mein gegenwärtiges Erleben und sicherlich auch mein zukünftiges Leben wesentlich in die richtige Richtung steuern.

In dem Ausmaß, in dem ich mir dem allem innewohnenden Licht bewusst bin und auch bleibe, kommt alles zu mir, was ich gerade benötige. Das Leben, das mir oftmals sehr mühselig erschien, ist jetzt zu einem breiten, tragenden Fluss geworden, auf dem mehr »Gutes« herangetragen wird, als ich es mir je hätte erträumen lassen. Im Einssein mit dem Licht wird nichts mehr gewollt, nichts mehr gewünscht und nichts mehr gebraucht, denn das dauerhafte Glück ist bereits da und alles andere kommt wie von selbst in mein Leben, und zwar ganz genau so, wie es gerade benötigt wird, und in überreichlichem Ausmaß.

Seit dem Trauma der Gehirnblutung lebe ich in zwei Welten: in einer inneren und in einer äußeren. In der äußeren Welt schreibe ich dieses Buch und kümmere mich um Haus, Garten und alles, was gerade anfällt. Aber meine wahre Seite offenbart sich in den »stillen« Zeiten, in denen ich mich sanft der feinstofflichen Dimension ergebe. Aus dieser anderen Welt der friedvollen Stille schöpfe ich täglich neue Kraft, und neue Inspirationen kommen und treten in meinen Geist ein. Im Rückblick auf das, was ich »mein Leben« nenne, kann ich jetzt sehen, dass ich niemals etwas wirklich abgeschlossen habe: Eine Schulausbildung wurde vorzeitig abgebrochen, viele Beziehungen und auch meine Ehe blieben auf der Strecke, und sogar ein Buch – bereits vor vielen Jahren begonnen – blieb unvollendet.

Aber dieses Buch, das du jetzt in den Händen hältst, wollte fast von selbst entstehen und mit diesem Kapitel ist nun auch der Schluss vollbracht. Zwar habe ich mir die Finger wund geschrieben und die Blöcke haufenweise verbraucht, aber alles andere wurde für mich erledigt: Ideen und Inspirationen kamen von selbst, neue Kraft floss deutlich spürbar in mich hinein und mein Sohn übernahm das Eintippen in den Computer sowie die wichtigsten Korrekturen.

Nun will dieses Buch hinaus in die Welt. Es will zu dir. Es will Gutes auch für dich bewirken und will, dass du glücklich bist.

Der Mensch steht am Rande der Hölle und viele, darunter auch ich, sind auch schon einmal hineingefallen oder hineingezogen worden in diesen Abgrund von Angst, Verzweiflung und Schrecken. Aber es ist niemals unser Schicksal, darin stecken zu bleiben. Es gibt einen Weg heraus und dieser Weg führt über das alles annehmende Licht der Bewusstheit. Sehen wir unsere Ängste, unsere Zweifel, unser Leid als Schlüssel. Benutzen wir ihn und öffnen die Pforte ins Licht. Treten wir durch sie hindurch in ein neues Bewusstsein im Licht des Erkennens, was wir in Wirklichkeit sind. Der Traum von Dunkelheit ist vorbei.

Der Körper hat seine Bestimmung, der er zu folgen hat, aber er hat nichts damit zu tun, *was du bist*. Weder Geburt noch Tod können berühren, *was du bist*.

Frei von allem Verlangen, frei von allen Wünschen, frei von allem Leid bleibt die wahre Natur aller Wesen und Dinge stets gleich: formlos, namenlos, unveränderlich, schöpferisch und absolut frei.

Du bist nicht dein Körper.
Du bist nicht dein Verstand.
Du bist nicht deine Situation.
Du bist nicht deine Emotion.

Du bist *von allem frei*. Nichts davon hat etwas mit deinem ewigen *Sein* zu tun. In Wahrheit gibt es nur das befreite Selbst, und *das* bist du. Dieses *Selbst* ist allumfassend. *Es* ruht in sich selbst. Die Welt, das Universum, ist nicht daraus entstanden. Denn alles im Außen ist nur eine Reflexion im Spiegel. Du siehst immer nur deine eigenen Gedanken, Wünsche, Sorgen und Urteile. Mehr nicht.

Sei bereit, dich von den weltlichen Dingen abzuwenden. Sei bereit, in dich selbst zu springen, tief in dich selbst einzutauchen: Dann wachst du auf, du wirst frei.

Glossar

Alltagsbewusstsein:
Alltagsbewusstsein beschreibt die Wahrnehmung der inneren und äußeren Dinge durch den Filter des begrenzten Verstandes; vgl. Konditionierter Verstand.

Angst:
Angst ist gleichzusetzen mit Dunkelheit, der Abwesenheit von Licht und damit auch Abwesenheit von Sicherheit, Ordnung, Vertrauen und Liebe. Angst bildet die Grundlage negativer Emotionen wie Hass, Neid, Eifersucht, Stolz, Ehrgeiz, Gier, etc.

Bewusstheit:
Bewusstheit ist reine Liebe ohne Gegenteil. Dieser Zustand tritt ein, wenn sich das Alltagsbewusstsein einer höheren Macht zuwendet und sich im Herzen darauf zentriert.

Das Ganze: vgl. Licht (göttliches Licht)

Dualität:
Die »Zweiheit« aller Dinge in unserer sicht- und greifbaren Welt. Alle Dinge haben ein Gegenteil. Im göttlichen Licht, dem wahren Selbst, ist dieses Gesetz aufgehoben, es herrscht nur annehmende Liebe.

Ego:
Das Ego ist die irrtümliche Identifikation des Menschen mit seinem Körper, seinem Verstand und all den äußeren Dingen der Welt. Es ist somit eine Verwechslung der Ebenen. Das Ego erwächst aus der falschen Vorstellung, eine eigenständige und selbsthandelnde Person zu sein.

Gott: vgl. Licht (göttliches Licht)

Hingabe:

Hingabe bedeutet, den Glauben an das Ego, die eigene persönliche Identität, vollkommen aufzugeben und sich der höheren Macht unterzuordnen. Vollkommene Hingabe ist empfänglich und offen dafür, jederzeit Liebe zu empfangen. Solange jedoch der Glaube an die eigene Wichtigkeit und Stärke vorherrscht, wird sich der Mensch der Liebe des Lichts verschließen.

Höhere Macht:

Mit der höheren Macht ist einfach nur die allem zugrunde liegende Essenz, das göttliche Licht, gemeint. In Verbindung mit der höheren Macht kann die dem menschlichen Geist innewohnende Schöpferkraft effektiv genutzt werden.

Konditionierter Verstand:

Der konditionierte Verstand ist die über Jahrhunderte geprägte, kollektive Geistesverfassung der Menschheit. Er zeichnet sich vor allem durch die falsche Identifikation mit dem Körper sowie einer stark eingeengten und begrenzten Perspektive aus; vgl. Ego.

Licht:

Licht ist grenzenlos und jenseits aller Vorstellung von Raum und Zeit, somit kann es vom denkenden Verstand niemals begriffen werden. Es ist die Grundlage hinter allen Formen, allen Gedanken und jedem noch so kleinsten Atom. Es ist bewusst, aber ohne Bewegung. Es ist der stille Ozean des *Seins*, und alle Erscheinungen, die wir in unserer Welt wahrnehmen, sind nur die Wellen darauf. Im göttlichen Licht gibt es keine Dualität und kein Gegenteil. Indem wir das Licht als unsere innerste Essenz in uns selbst wahrnehmen und begreifen, erkennt es sich selbst wieder. Das *Licht-Selbst* ist der ewig gleich bleibende Aspekt in uns allen, der in der Kindheit, der Jugend und im Erwachsenenalter immer da war, bzw. ist, der beobachtet, sich aber nie einmischt, der neutral ist aber alles unterstützt, was wir sind. Am Ende erkennt die Welle den Ozean und verbindet sich wieder als *Eins* mit *Ihm*.

Liebe:
Wahre, unpersönliche Liebe ist der natürliche Zustand des Geistes in Verbindung mit der kosmischen Essenz, dem göttlichen Licht. Im Gegensatz zur gewöhnlichen, objektbezogenen Liebe des Ego ist die reine Liebe alles gleichermaßen annehmend und frei. Sie hält an nichts und niemandem fest und urteilt niemals.

Person: vgl. Ego

Quelle: vgl. Licht

Segnendes Denken:
Es ist das schöpferisch-liebende Denken in Verbindung des Geistes mit der höheren Macht.

Trauma:
Es wird auch als Angst- oder Schreckneurose bezeichnet.
Ein Trauma entsteht in der Regel durch eine schwere seelische Erschütterung, z. B. wenn das eigene oder das Leben eines nahestehenden Menschen überraschend durch eine innere oder äußere Bedrohung akut gefährdet ist. Der Betroffene wird über einen längeren Zeitraum hinweg mit quälender Angst, Schreckattacken, Depressionen oder gar Selbstmordgedanken konfrontiert.

Trauma der Welt:

Dabei handelt es sich um eine Art kollektiven Traumas, in dem sich der menschliche Geist befindet. Es beruht auf der scheinbaren Abgetrenntheit vom Ganzen. Dieses Getrenntsein findet auf vielerlei Arten in allen möglichen Lebensbereichen statt. Die Rückkehr zur Quelle, dem Licht in uns, wird einen neuen Zustand von Einheit, Frieden und Liebe in dieser Welt erschaffen.

Verstand: vgl. Konditionierter Verstand

Wahres Selbst:

Das wahre Selbst ist unsere wirkliche Identität, frei vom Ego. Es lässt sich nicht mit Worten beschreiben, sondern muss erfahren werden, indem man sich dem göttlichen Licht hingibt. Das Licht wird sich im wahren Selbst »seiner selbst« bewusst: Es erkennt sich als das ursprüngliche göttliche Wesen, als die Urnatur in allen Geschöpfen. Es sieht sich selbst nicht mehr als getrennt vom Ganzen, sondern identisch damit.

[1] Quellenangabe

›Die Geschichte vom Bambus‹ aus:

»Ho'oponopono - Die Kraft der Selbstverantwortung«, von Jürgen Becker

ISBN 978-389786345. Erschienen 2009 im RiWei-Verlag GmbH

Postfach 20 04 54 * 93063 Regensburg

Tel.: 0941 799 45 70 * Fax: 0941 799 45 72

www.riwei-verlag.de * E-Mail: info@riwei-verlag.de

Mit freundlicher Abdruckgenehmigung des Verlags

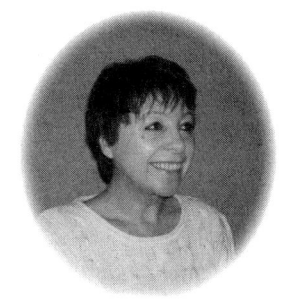

Maria Brunner, Jahrgang 1955, absolvierte nach dem Abschluss der Realschule eine Ausbildung zur Bürokauffrau.

Nach Heirat und Tätigkeit als Hausfrau und Mutter von drei Söhnen, ebenso Mithilfe im ehelichen Betrieb. Anfang der 1990er Jahre erlitt sie eine Krebserkrankung und begann, nach alternativen Heilmethoden Ausschau zu halten. Sie überwand den Krebs durch eine radikale Änderung ihrer Lebensgewohnheiten und entdeckte nach und nach die Meditation für sich.

Profund ausgebildet zur Ernährungs- und Gesundheitsberaterin und Ajurveda-Masseurin, erlangte sie zudem die Einweihung zur Reiki-Meisterin und führte ein eigenes Geschäft für spirituelle Literatur, Naturkosmetik und Nahrungsergänzungen. Nach der Scheidung arbeitete sie selbstständig als Masseurin, organisierte und leitete verschiedene Meditationskurse und -seminare. Im November 2010 jedoch riss sie das Ereignis der plötzlichen Gehirnblutung aus ihrem gewohnten Leben.

Maria Brunner lebt im Bayerischen Wald.

Für Kontaktwünsche mit der Autorin:
brunner_maria@web.de

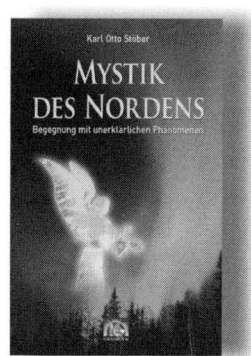

Karl Otto Stöber
›**Mystik des Nordens**‹
Begegnungen mit unerklärlichen Phänomenen

broschiert, 240 Seiten, 16 Farbbildseiten
Preis: 16,90 €
ISBN: 978-3-931723-42-2

Eindringlich, spannend und kenntnisreich berichtet der Autor über Kanada und Alaska und gibt Zeugnis eines außergewöhnlichen Lebens. In dem von Mystik und Magie durchwobenen Milieu abseits der Zivilisation ereigneten sich einige seiner erstaunlichsten Begegnungen mit Phänomenen, die nicht erklärbar sind.

Der Autor über seine Erfahrungen: *„Erst heute ermesse ich in vollem Umfange, wie dankbar ich Gott dafür sein kann, dass ich als einer von ganz wenigen Weißen noch im 20. Jahrhundert so unmittelbar ein echtes Indianerleben in unverfälschter Natur erfahren durfte. Es war eine Zeit voller aufregender, mystischer, magischer und parapsychologischer Erlebnisse."*

Karl Otto Stöber schöpft in seinem autobiographisch geprägten Werk aus der Fülle seiner außergewöhnlichen Erfahrungswelt, hinterfragt das herkömmliche Schulwissen, vermittelt sowohl eine christlich fundierte, als auch indianisch geprägte Philosophie und gibt Anstöße zu neuem Denken.

• •

Christiane Zimmer
›**Engel Emanuel**‹
Liebe löst jedes Leid
Von der Sinnfindung des Lebens

broschiert, 220 Seiten
Preis: 18,00 €
ISBN 978-3-931723-33-0

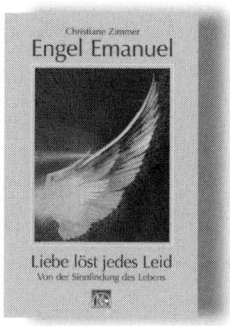

Jedem, der ernsthaft auf Sinnsuche ist, wird sich hier eine Quelle erschließen.
Ein Werk von höchstem Niveau.
Ein Lebensbegleiter voll Inspiration, Rat und Trost.

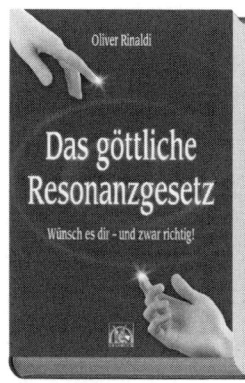

Oliver Rinaldi
›Das göttliche Resonanzgesetz‹
Wünsch es dir - und zwar richtig!

geb., 176 Seiten
Preis: 16,90 €
ISBN 978-3-931723-41-5

- Warum scheitern viele unserer Träume?
- Was hindert uns oft an der Erfüllung unseres Lebensglücks?
- Wir alle stehen in Resonanz mit dem Universum - das, was wir aussenden, erhalten wir zurück!

Dieser Prozess, dem wir alle jederzeit und überall unterliegen, ist das göttliche Resonanzgesetz, eines der wirksamsten geistigen Gesetze überhaupt. Es regelt und steuert alle kreativen Erschaffungsprozesse, immer und überall, für jeden Einzelnen von uns.

Der Autor deckt innere Widerstände auf, die der eigentlichen Lebenserfüllung entgegen stehen. Er beschreibt aus eigener Erfahrung, dass nichts auf dieser Welt zufällig ist. Alles, was uns widerfährt, unsere gesamten Lebensumstände, werden von uns in einem kontinuierlichen kreativen Prozess selbst geschaffen und verursacht - wissentlich oder unwissentlich.

Der Leser erkennt, dass er nicht Opfer seiner Umstände ist, sondern es selbst in der Hand hat, sein Leben aktiv und nach seiner Vorstellung zu gestalten.
In sieben aufeinander abgestimmten Schritten legt Oliver Rinaldi detailliert offen, wie das göttliche Resonanzgesetz funktioniert und wie wir den Weg zu unserem wahren Selbst finden.

Mandalas...

...aufatmen und schöpferisch zur Ruhe kommen.

Alle Mandalas:
broschiert; 32 Motive
Preis: 10,90 €

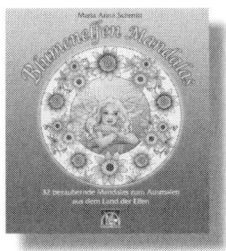

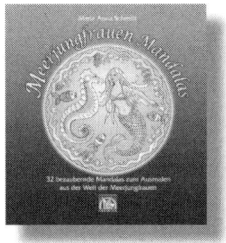

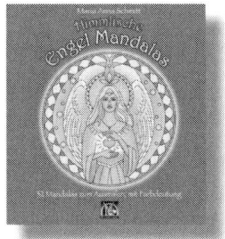

Maria Anna Schmitt
›**Blumenelfen Mandalas**‹
GTIN: 42 80000141033

Maria Anna Schmit
›**Meerjungfrauen Mandalas**‹
GTIN: 42 80000141026

Maria Anna Schmitt
›**Himmlische Engel Mandalas**‹
ISBN 978-3-931723-29-3

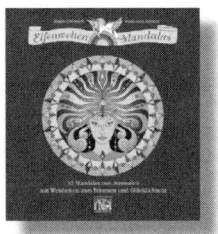

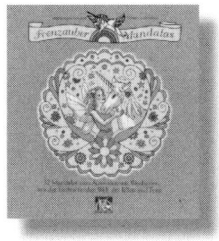

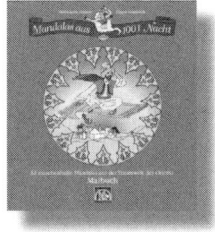

Jürgen Grasmück/ M.A. Schmitt
›**Elfenwelten Mandalas**‹
ISBN 978-3-931723-03-3

M.A. Schmitt/J.Grasmück
›**Feenzauber Mandalas**‹
ISBN 978-3-931723-20-0

M.A. Schmitt/J. Grasmück
›**Mandalas aus 1001 Nacht**‹
ISBN 978-3-931723-04-0

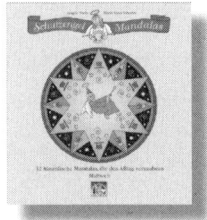

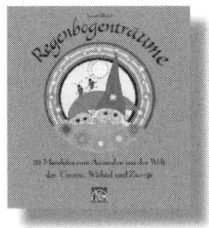

M.A. Schmitt/Angela Niels
›**Schutzengel Mandalas**‹
ISBN 978-3-931723-02-6

Annett Diebel
›**Regenbogenträume**‹
ISBN 978-3-931723-23-1
Preis: 11,90 €

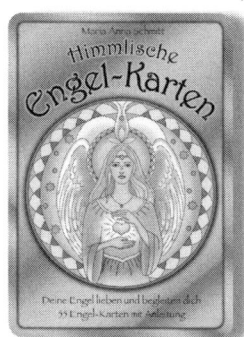

M.A. Schmitt
›Himmlische Engel -Karten‹
55 Karten mit Anleitung
Format: 9 cm x 13 cm
Preis: 18,90 €

ISBN 978-3-931723-40-8

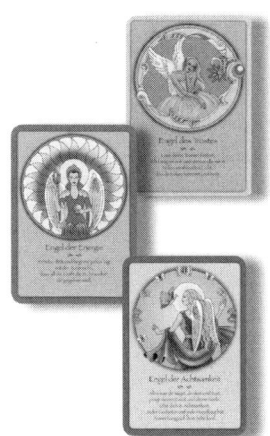

Das ›besondere‹ Kartendeck.
Meditative Texte ermöglichen Antworten auf Fragen
und sind hilfreich bei der Entscheidungsfindung.

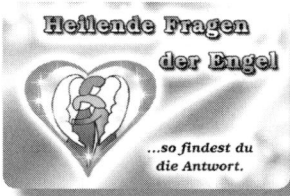

Marina Kaiser
›Heilende Fragen der Engel -
...so findest du die Anwort‹
52 Karten mit Begleitheftchen zur Anleitung
Format: 5,5 cm x 8,5 cm (Scheckkartengröße)
Preis: 9,90 €
GTIN 4280000141019

Das erfrischend ›andere‹ Kartendeck:
Es sind die heilsamen Fragen, die nicht der Mensch, sondern der Engel stellt!
Denn: Die Antwort liegt in dir!

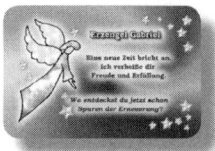 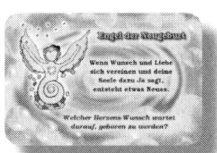 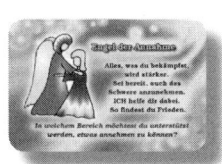

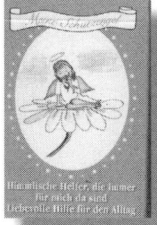

Angela Niels/Jürgen Grasmück
›Meine Schutzengel-Karten‹
Liebevolle Hilfe für den Alltag.

55 Karten
Format: 5,8 cm x 9 cm
Preis: 12,90 €
ISBN 978-3-931723-01-9

Pädagogisch wertvoll!

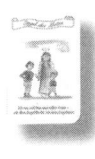 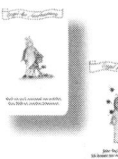